El manual definitivo del ayuno intermitente

Marc Romera

El manual definitivo del
AYUNO INTERMITENTE

Marc Romera

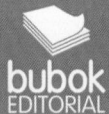

© Marc Romera
© El manual definitivo del ayuno intermitente

www.elitefitnessandorra.com
Info@elitefitnessandorra.com

Cuarta edición: octubre 2025

ISBN papel: 978-84-685-5953-7
ISBN epub: 978-84-685-5952-0

Impreso en España
Editado por Bubok Publishing S.L.
equipo@bubok.com
Tel: 912904490
Paseo de las Delicias, 23
28045 Madrid

Reservados todos los derechos. Salvo excepción prevista por la ley, no se permite la reproducción total o parcial de esta obra, ni su incorporación a un sistema informático, ni su transmisión en cualquier forma o por cualquier medio (electrónico, mecánico, fotocopia, grabación u otros) sin autorización previa y por escrito de los titulares del copyright. La infracción de dichos derechos conlleva sanciones legales y puede constituir un delito contra la propiedad intelectual.

Diríjase a CEDRO (Centro Español de Derechos Reprográficos) si necesita fotocopiar o escanear algún fragmento de esta obra (www.conlicencia.com; 91 702 19 70 / 93 272 04 47).

Índice

1. Aviso legal y descargo de responsabilidad	9
2. Prólogo	11
3. ¿Por qué otro libro más acerca del ayuno intermitente?	13
4. Ayuno en un contexto evolutivo	31
5. Ayuno en un contexto religioso y de sanación	47
6. Ayuno intermitente, ¿una nueva moda?	57
7. Fisiología del ayuno, respuestas metabólicas y beneficios de ayunar	67
8. Tipos de ayuno	87
9. Ayuno intermitente vs. ayuno prolongado	99
10. El caso de Angus Barbieri	111
11. Cómo romper el ayuno de manera segura	123
12. ¿Qué rompe el ayuno y qué no?	141
13. Ayuno y dieta cetogénica	151
14. Ayuno y rendimiento deportivo	163
15. Dudas frecuentes acerca del ayuno intermitente	173
16. Fasting Mimicking Diet o dieta que mimetiza el ayuno	189
17. Tu salud más allá del ayuno intermitente	197
18. Referencias personales	211
19. Estudios, referencias y fuentes bibliográficas	221
20. Información de contacto	235

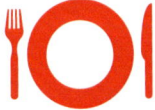

1. Aviso legal y descargo de responsabilidad

Antes de dar inicio con el siguiente ejemplar, el autor quisiera aclarar que la información contenida en sus páginas no debe tomarse bajo ningún concepto como consejo médico profesional o sanitario y únicamente tiene el propósito de informar a través de la propia experiencia personal y del conocimiento adquirido de otras fuentes bibliográficas y científicas confiables, las cuales se adjuntarán a modo de referencia al final del mismo.

El autor, por tanto, no se hace responsable del uso de la información contenida en el libro y queda eximido de toda responsabilidad, daño o perjuicio que pueda derivarse directa o indirectamente de él. Si desea asesoramiento profesional, antes de utilizar las estrategias, protocolos, técnicas o información sugeridas en los siguientes capítulos debe dirigirse a su médico de referencia. Por lo tanto, al leer estas condiciones, el lector acepta utilizar la información bajo su propia responsabilidad y riesgo.

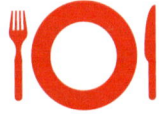

2. Prólogo

Cuando Marc, un buen amigo, me comentó que iba a escribir otro libro más sobre el ayuno, le dije: «¿Pero... estás seguro, con la cantidad de libros que hay en el mercado sobre este tema?». Él evidentemente me explicó el proyecto y entendí enseguida que el libro no iba a ser como todos los demás.

Ha realizado una guía que explica aspectos relevantes de lo que es el ayuno, sin demasiadas florituras, pero que para el lector será atractivo porque va directo al meollo pasando por la historia, tratando aspectos relevantes de la fisiología y desmintiendo lo que muchos medios nos quieren hacer creer de que el ayuno es una nueva moda. Pero sobre todo y más importante es que aprenderás los tipos de ayunos que existen, cómo realizarlos de forma correcta y todas sus variantes, como el Fasting Mimicking Diet.

Marc es una persona acostumbrada a la divulgación en su canal de Instagram y ha escrito otros dos libros más hablando de autorrealización personal, pero además también regenta un gimnasio en Andorra donde entrena a competidores de moto GP, entre otros profesionales del deporte de alto nivel. Por este motivo este libro te enseñará aspectos importantes de una forma didáctica y que puedes poner en práctica en tu día a día sin cometer los típicos errores que todos hemos cometido cuando nos hemos iniciado en la vida saludable, donde el ayuno es un pilar clave.

Espero que disfrutes de la lectura como lo he hecho yo y que te ayude a ver el ayuno como lo que es, una práctica extremadamente saludable que puede hacerte ganar salud, pero también foco mental y rendimiento deportivo.

Fernando Aranda

Entrenador personal, especialista en biomecánica del ejercicio y trabajo funcional, dietista especializado en fisiología y bioquímica nutricional; y apasionado de la cronobiología (ritmos circadianos).

Instagram: @farandafit

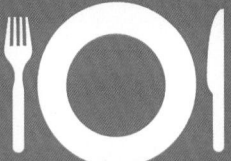

3. ¿Por qué otro libro más acerca del ayuno intermitente?

*Antes de acudir a un médico,
haz un día de ayuno.*

Hipócrates

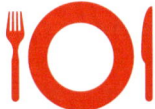

Si hay una cosa que parece estar clara a día de hoy, es que independientemente de la edad, el momento, el sexo o la localización geográfica en la que se encuentre cualquier persona, a todo el mundo le preocupa su salud. Es evidente. Quizás a estas alturas todos seamos conscientes de que hoy en día vivimos más (la esperanza de vida en España en 2018 fue de 84 años de media, mientras que en 1970 era de apenas 69 años). Sin embargo, la pregunta acertada que deberíamos hacernos es la siguiente.

¿Vivimos mejor?

No importa lo que sea: una pastilla, una dieta «milagro», un «brebaje de Saturno»... todo el mundo quiere aferrarse a algo que le haga mantenerse alejado de la enfermedad y le garantice la mejor calidad de vida (y si es fácil y barato, mejor). A la gente le aburre cansarse (eso de cambiar el ascensor por subir y bajar escaleras o caminar unos pasos en lugar de coger el coche no le viene bien a nadie). Además, con la creciente tasa de personas afectadas hoy en día por enfermedades derivadas directa o indirectamente del sobrepeso y la obesidad como la diabetes de tipo 2, el síndrome metabólico, la hipertensión, el hígado graso no alcohólico, la arterioesclerosis, la insuficiencia cardíaca y un largo etcétera, lo que resulta evidente es que **algo estamos haciendo mal** (hablaremos de ello extendidamente durante el libro) y la gente empieza a ser consciente de que existe un problema real.

El caso es que bien sean motivados inicialmente por un cambio estético, por la prevención o tratamiento de cualquier patología o enfermedad, por mejorar su rendimiento deportivo, o bien simplemente por conocimiento o curiosidad, la «dieta» más buscada en 2019 en Google fue la del «ayuno intermitente». Y digo «dieta» entre comillas (no te alarmes), porque tal y como desmentiremos a lo largo de las siguientes páginas, el ayuno no es (ni de lejos) ni una dieta, ni un remedio milagroso tal y como lo pintan en ciertos medios sensacionalistas o promueven determinados «fitfluencers». Tampoco es una nueva moda (por mucho que se empeñen en defender algunos personajes públicos, periodistas, deportistas, estrellas de cine u otros famosos). En el mejor de los casos, tal vez **sí se podría catalogar como una estrategia efectiva, un protocolo, una herramienta o incluso un hábito** (quizás lo más acertado). Pero sin lugar a dudas, insisto: <u>**no es una moda**</u>.

Hace algún tiempo yo también estaba en la misma posición en la que te encuentras tu ahora. Recuerdo que mucho más allá de mi profesión de entrenador personal y de lo relacionado con las últimas técnicas de entrenamiento o de ejercicio, me encantaba todo lo que tuviera que ver con la salud y la nutrición. Leía cada día acerca de lo saludables que eran los carbohidratos (tenían que constituir un 60 % de la dieta según las recomendaciones oficiales), lo malas que eran las grasas (sobre todo las saturadas), lo saludables que eran los aceites vegetales de semillas y en cuanto a las proteínas (ni buenas, ni malas), en exceso dañaban al riñón. Al final, de tanto repetir siempre el mismo discurso (sucede igual con todas las mentiras) me lo acabé creyendo igual que muchas otras personas. Daba igual el medio, parecía que todos coincidían en una cosa: independientemente de la fuente de información, si querías perder peso todo acababa señalando hacia el mismo lugar: el déficit calórico.

Antes de continuar, considero importante matizar que la teoría de tener que generar siempre un déficit calórico para perder peso no funciona. Está condenada al fracaso una y otra vez. Tal y como veremos a continuación en las páginas de este libro el ayuno intermitente es una estrategia increíblemente efectiva cuando se trata de pérdida de peso; pero no lo es (como defienden algunos «expertos») por generar un déficit calórico, sino por muchas de las respuestas metabólicas y adaptaciones que se desencadenan por su uso.

Entender por qué simplemente es ineficaz a largo plazo aquello de basarse únicamente en el concepto del balance energético prestando atención a una resta (calorías que entran - calorías que salen) resulta sencillo: en primer lugar, **LOS HUMANOS NO SOMOS BOMBAS CALORIMÉTRICAS Y NUESTRAS CÉLULAS NO TIENEN SENSORES DE CALORÍAS** (SÍ de nutrientes), por lo que resulta imposible y poco preciso determinar qué cantidad de energía utilizamos cada día sin tener en cuenta cientos (tal vez miles) de variables. Como digo, asumir que debemos basarnos en una fórmula de hace ya unos cuantos años que nos diga cuánto comer según nuestro peso, nuestra altura y nuestra edad implica asumir riesgos. Por ejemplo, una gran parte de los aminoácidos que extraemos de la proteína de la dieta será destinada para la creación de nuevas biomoléculas a partir de las instrucciones del ADN y solo una pequeña parte será oxidada a compuestos que pueden utilizarse como energía (a saber: piruvato, acetil-CoA, oxaloacetato, etc.). No contar con todas esas «calorías» sería ingenuo por nuestra parte. Además, una parte de los ácidos grasos que comemos también pueden tener otro destino distinto al de producir energía. Por ejemplo a la formación de membranas celulares y de todos los organelos, la formación de fosfolípidos, neurotransmisores, hormonas, etc.

Por si fuera poco, no todas las grasas son iguales: algunas liberan 7 kcal (las de fuentes vegetales como las del aceite de coco) y otras en cambio, pueden alcanzar hasta 9,2 kcal/g (las de origen animal). Pasar esos detalles por alto sin duda genera mucho margen de error. Además, me gustaría añadir que para degradar los macronutrientes en sus componentes y, de igual modo, para crear nuevas macromoléculas ¡se necesita ATP! ¿Cómo vamos a ignorar eso? O lo que es mejor, ¿cómo podemos calcularlo exactamente, sin temor a equivocarnos?

Si no me crees y eres de las personas que aún defienden el déficit calórico, déjame que te inste a la reflexión tan solo un minuto. Seguro que a estas alturas todos conocemos a alguna persona que siempre fue delgada y que a pesar de estar siempre ingiriendo indecentes cantidades de comida, no engordaba y tenía serias dificultades para ganar peso, ¿verdad? Sin embargo, nadie sabe exactamente el porqué pero esa persona siempre lograba mantener bajos los niveles de grasa corporal. No importaba cuántas calorías consumiera, dos mil, tres mil, cinco mil... siempre se mantenía en el peso. ¿Cómo puede defender eso la teoría del balance energético (CICO)?

Pero la cosa no acaba ahí. Pongamos el caso de María, a la que todos conocemos. Una persona que siempre ha tenido sobrepeso ya desde su etapa de adolescente a su edad adulta. Una mujer que ha probado todo tipo de dietas milagro basadas en reducir drásticamente las calorías y que inicialmente parecía que funcionaban. Sin embargo, a estas alturas todos conocemos el final de la historia. María siempre termina recuperando el peso perdido y un poco más a pesar de todos sus esfuerzos. Los médicos, nutricionistas o entrenadores, en un intento por echar balones fuera y eximirse de toda responsabilidad, dirán que María no estaba siguiendo rigurosamente la dieta, el ejercicio pautado o en definitiva las directrices fijadas. No obstante, todos hemos visto que María estaba haciendo auténticos esfuerzos basados en su fuerza de voluntad para continuar comiendo esa ensalada y ese trozo de merluza a la plancha cuando salía a cenar con sus amigos.

Entonces:

1. ¿Por qué María no logra perder peso a pesar de ingerir 1000 calorías por día?

2. ¿Por qué Víctor, que es un amigo diabético de tipo 1, antes de ser diagnosticado, empezó a perder peso estrepitosamente a pesar de que su médico le pautara una dieta de cerca de 4800 calorías para alguien de 70 kg?

3. ¿Por qué Alejandro no logra incrementar su peso a pesar de acudir todos los días al gimnasio y estar comiendo todo el día (incluyendo batidos de proteína a media noche)?

4. ¿Por qué pese a comer exactamente lo mismo desde hace meses, Irene está adelgazando rápidamente y a pesar de decirle a todo el mundo que vive hiperestresada, acaba de perder su

trabajo y ha agotado todos sus ahorros, nadie le escucha?

5. ¿Por qué Marc y Antonio, pese a ser compañeros de trabajo, pesar lo mismo, medir lo mismo y tener la misma edad, hacen la misma dieta y uno parece adelgazar y el otro engorda?

6. ¿Por qué David, que parece conocer bien el efecto del frío, la hormesis y la termogénesis, asegura perder peso ingiriendo las mismas calorías cuando pasa sus vacaciones de invierno en Andorra, respecto a cuando vive el resto del año en Valencia?

¿Donde está el truco?

El truco está en que vale la pena entender de una vez por todas que la pérdida o ganancia de peso viene realmente regulada por las hormonas: las principales y verdaderas responsables de dirigir la orquesta. Por ejemplo, uno no metaboliza los carbohidratos de la misma manera si tiene sensibilidad a la insulina, no tiene problemas digestivos y es deportista, que si tiene resistencia a la insulina, tiene una alteración en la microbiota y es una persona sedentaria con sobrepeso. ¡Pese a comer el mismo alimento y la misma cantidad! De hecho, las hormonas son tan importantes que son las que nos hacen subir o bajar de peso, las que controlan nuestro apetito o nuestra saciedad, las que hacen que consumamos más o menos energía en estado de reposo, las que controlan nuestro estado de ánimo, nuestro sueño, nuestra apetencia sexual, nuestro desarrollo y un largo etcétera. Y como habrás podido entender, es de importancia capital saber qué clase de información reciben a través de los alimentos.

Los defensores del déficit calórico pasan por alto este preciso concepto de la importancia hormonal (las células se comunican entre sí a través de hormonas y neurotransmisores. También a través de ciertas moléculas señalizadoras como aminoácidos, cetonas y demás), centrándose únicamente en el número de calorías y en clasificar los alimentos como buenos o malos, cuando deberían estar dando más importancia a la respuesta hormonal y señalizadora que ciertos nutrientes provocan en nuestro organismo.

Como te decía, cometen el grave error de creer que todas las kcal son iguales («una caloría es una caloría, da igual la fuente», dicen) y que todas desencadenan las mismas respuestas fisiológicas. **Nada más lejos de la realidad.** 1g de azúcar de mesa (sacarosa) contiene 4 kcal, mientras que 1g de aceite de oliva (grasa) contiene 9 kcal (recuerda que estamos haciendo números redondos para que se entienda el concepto). A simple vista puede parecer todo bastante claro: «La grasa engorda más que el azúcar». Sin embargo lo que no tenemos en cuenta es que la grasa no eleva prácticamente para nada la insulina (principal hormona anabólica que tiene la función de almacenar energía), mientras que el azúcar por su parte la eleva drásticamente, produciendo una respuesta metabólica radicalmente opuesta en dichas situaciones. Todo ello nos conduce finalmente a la conclusión de que algo no cuadra. Además si entramos en detalle al conocer las funciones de la insulina, cuando esta hormona secretada por el páncreas permanece elevada (principalmente tras una ingesta de carbohidratos de elevado índice glucémico) se inhibe la lipólisis y la b-oxidación de ácidos grasos (procesos que engloban lo que comúnmente se conoce como «quema de grasa»), lo cual se traduce en que **mientras sigas comiendo cada dos o tres horas** (tal y como promueve el viejo dogma basado en las directrices oficiales) **y tus depósitos de glucógeno permanezcan siempre llenos, NO accederás a tus reservas de grasa.** Y lo que es aún peor: corres el riesgo de almacenar todavía más energía en tu tejido adiposo (tus «michelines») y ganar aún más peso, lo cual sin duda, para alguien que quiere perderlo, no son buenas noticias. Es así de sencillo. Es fisiología.

Con todo, no quiero que nadie me malinterprete o que, por un error de concepto, alguien se aproveche para confundirte. Al final, lo que resulta claro es que para perder peso debe «salir» más energía de la que «entra». ESO ES INDISCUTIBLE. Eso es algo totalmente lógico. Es como decir que para que un bar se llene, debe entrar mas gente que la que sale. Obvio. Nadie discute eso. Sin embargo, insisto: una cosa es eso y **otra cosa es creer que por recortar más la energía que entra a través de la alimentación** perderemos más peso, lo cual aunque inicialmente funcione, a largo plazo está condenado al fracaso. ¿Acaso alguien cree que el dueño del bar puede tener algún control sobre la gente que entra, la que sale y la que se queda en el bar?

Para que te hagas una idea y puedas llegar a entender la importancia de lo que estoy diciendo, te podría garantizar (al final del libro los adjuntaré) que existen estudios en los que diferentes sujetos fueron sometidos a un tipo de dieta **con el mismo número de calorías** repartidas en cinco comidas o repartidas en dos y los resultados y conclusiones que arrojaron al final del estudio los investigadores resultaron muy esclarecedoras. Aquellos que consumieron todo el aporte energético en una o dos comidas adelgazaron, elevaron sus niveles de leptina y por tanto su saciedad, mientras que las que las repartieron en varias comidas pasaron hambre, no perdieron peso y generaron una mayor resistencia a la insulina. ¿El porqué de este resultado? Porque comer frecuentemente promueve una elevación constante de la insulina, mientras que alternar períodos de ingesta (a igualdad de calorías) con períodos de ayuno mejora la sensibilidad a la misma y favorece la depleción y utilización de glucógeno por parte de los tejidos, facilitando toda una serie de respuestas fisiológicas muy interesantes para nuestra salud (lo iremos viendo). Por eso no debe confundirse **DÉFICIT CALÓRICO** con **AYUNO INTERMITENTE**. Como veremos, son dos conceptos diferentes.

Todo parece encajar. Si para que se movilicen los ácidos grasos almacenados en forma de triglicéridos del tejido adiposo se necesitan determinadas condiciones como la inhibición de la insulina, la activación de las lipasas (enzimas que rompen los triglicéridos de las células grasas para liberar ácidos grasos libres) y la elevación de por ejemplo las catecolaminas entre muchas otras, **¿qué sentido tiene comer constantemente carbohidratos que elevan la insulina (en mayor o menor medida), si se persigue el fin de la pérdida de grasa?**

Además déjame que te diga, por si no lo sabes, que muchos de los carbohidratos que ingerimos a través de la alimentación (especialmente los de elevado índice glucémico procedentes de harinas refinadas) cuando nuestras reservas de glucógeno están llenas y las células hepáticas y musculares ya no pueden captar más glucosa, se almacenan (y es un proceso relativamente fácil) en forma de triglicéridos (grasa) mediante un proceso conocido como **«lipogénesis de novo».** Especialmente la fructosa, un monosacárido contenido en la fruta, en la miel, en multitud de alimentos procesados, bebidas azucaradas, cereales de desayuno y productos endulzados que adornan las estanterías de todos los supermercados.

Nota: Más adelante veremos que la falta de disponibilidad de hidratos de carbono aumenta de manera automática la tasa de extracción de ácidos grasos del tejido adiposo. Además, varios factores hormonales, como la hipersecreción de glucocorticoides por la corteza suprarrenal, la hipersecreción de glucagón por el páncreas y la hiposecreción de insulina aumentan aún más la extracción de ácidos grasos del tejido adiposo.

En la misma línea, debemos recordar que el azúcar es el causante de múltiples enfermedades metabólicas de gran prevalencia mundial hoy en día. ¿Conoces la resistencia a la insulina? ¿Conoces la hiperinsulinemia? ¿Conoces una patología denominada «hígado graso no alcohólico»? ¿La hipertensión? ¿La inflamación crónica de bajo grado? ¿Conoces un proceso denominado glicación de las proteínas? ¿Síndrome metabólico? Bien, pues los conozcas o no, el azúcar tiene una relación extremadamente directa con cada una de esas afecciones. De hecho, según médicos y cardiólogos de reconocido prestigio a nivel mundial como **Stephen Sinatra, Luc Tappy** o eminencias como **Robert Lustig**, un conocido profesor de pediatría en la Universidad de California en San Francisco, **es el azúcar y no el colesterol o las grasas de la dieta** el causante de la gran mayoría de enfermedades metabólicas modernas. De hecho incluso Varman Samuel de la Facultad de Medicina de Yale, uno de los investigadores más destacados en el campo de la resistencia insulínica, dijo en el

New York Times que el azúcar y no la grasa era el auténtico culpable del hígado graso no alcohólico, y de la resistencia a la insulina (y todas las patologías asociadas a esta).

> **Nota:** Si quieres conocer más al respecto del azúcar y sus efectos fisiológicos y metabólicos, existen libros que no puedes perderte como *El código de la diabetes, El código de la obesidad, Cerebro de pan, Dieta cetogénica: el protocolo de una alimentación efectiva, The art and science of low carbohydrate living, The art and science of low carbohydrate performance,* o *La verdad sobre el colesterol*.

Como te decía hace un momento, algo no va bien, y hasta que al final no adquiramos la responsabilidad de entender que si no escarbamos un poco más allá de la superficie de lo que siempre nos han contado en busca de la verdad y decidimos fiarnos de las recomendaciones oficiales (las mismas que nos han conducido al estado en el que nos encontramos), lo más probable es que acabemos padeciendo algún trastorno metabólico o alguna de las conocidas «enfermedades metabólicas modernas» en los próximos años. Y esto no es algo que diga yo, es algo que confirman las estadísticas.

A día de hoy más de un 60 % de la población de Estados Unidos padece resistencia a la insulina y según datos oficiales, se sabe que una de cada cuatro personas en todo el mundo (25 %) también se ve afectada por esta condición, lo cual sin duda son datos escalofriantes y poco esperanzadores.

Lo hemos intentado ya muchas veces a su manera. Hemos pasado hambre, hemos reducido calorías, hemos decidido creer que todo era por nuestra culpa (o nuestra genética desprivilegiada), también hemos hecho un acto de valor al poner en nuestro plato durante muchos meses una hoja de lechuga acompañada de un insignificante filete de merluza y nos hemos pasado mucho tiempo sudando la gota gorda en el gimnasio siguiendo aquello de «come menos y muévete más». Incluso hemos tomado religiosamente todos los suplementos habidos y por haber; todo el arsenal de «termogénicos», «quemagrasas», batidos «detox» y un sinfín de otras muchas cosas que nos han acabado devolviendo al mismo punto de partida: recuperar el peso perdido (o un poco más). ¿Qué hemos hecho mal? ¿De quién es la culpa?

Podríamos debatir y conspirar acerca de los intereses económicos de la industria farmacéutica o alimentaria diciendo que solo buscan promover el hiperconsumo de sus productos o alimentos haciéndonos enfermar con sus directrices obsoletas financiando a los gobiernos y a las diferentes asociaciones para enmascararlo y para luego vendernos la solución en forma de pastilla mágica; pero no lo vamos a hacer.

Podríamos hablar de aquella clase de «profesionales» desinformados y desactualizados que sin embargo alardean visiblemente a través de sus redes sociales refugiándose detrás del título que les otorgó la universidad al terminar su formación académica (que ahora cuelgan en el cuadro de un despacho con orgullo), y que no obstante desde entonces (hace más de veinte años) no solo no han vuelto a abrir un libro de fisiología o bioquímica humana sino que además siguen ofreciendo el mismo método ineficaz desde que comenzaron a ejercer su profesión, recetando las mismas pastillas «milagrosas» que no garantizan resultado alguno. **Pero no lo vamos a hacer. No vamos a señalar a nadie.**

De hecho, por poder, incluso podríamos mencionar que desde que se publicó en el año 1980 en la portada de la revista *Time* y a raíz del nefasto estudio *Los siete países* de Ancel Keys de 1958, que las grasas aumentaban el riesgo de enfermedad cardiovascular, con el consiguiente incremento de los azúcares, se han multiplicado exponencialmente el número de personas con sobrepeso y obesidad en todo el mundo (en 2016, más de 1900 millones de adultos tenían sobrepeso y más de 650 millones eran **obesos**. Cada año mueren, como mínimo, 2,8 millones de personas a causa de la **obesidad** o el sobrepeso. La prevalencia de la **obesidad** se ha casi triplicado entre 1975 y 2016). **Pero NO lo vamos a hacer**, insisto. **NO vamos a señalar a nadie** (que alguien se puede sentir ofendido). **No vamos a iniciar una guerra. No**

nos vamos a poner a dar lecciones de moralidad (aunque inste a la reflexión de muchos). No conseguiríamos nada, y al final nos alejaríamos del verdadero propósito de este libro: informar y demostrar. Ayudar a cientos (quizás miles) de personas a mejorar sus vidas, ofreciéndoles una perspectiva diferente basada en la evidencia científica actualizada y en las recientes publicaciones médicas.

Ese fue el principal motivo que me llevó a tomar cartas en el asunto y a querer escribir un libro completo, didáctico y sencillo para que todo el mundo tuviera a su alcance toda la información y el conocimiento necesario (que me costó años de investigación) para poder contemplar otra visión diferente a la conocida hasta el momento, y decidir así voluntariamente qué camino elegir.

Desde hace ya unos cuantos años (los mismos que hace que implemento la práctica del ayuno intermitente en mi vida), yo lo tengo claro. Elijo el camino de la salud, de la máxima energía y vitalidad, de la evidencia y también de la longevidad. Sé que muchos están conmigo.

Ahora la pregunta que me hago es: ¿qué camino eliges tú?

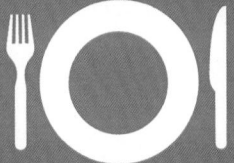

4. Ayuno en un contexto evolutivo

*Para entender el presente, en muchas ocasiones
hay que echar una mirada al pasado.
Solo así encontraremos el sentido a muchas cosas.*

Marc Romera

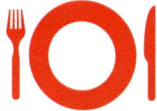

Lo que está claro es que durante el Paleolítico nadie comía con la misma frecuencia con la que comemos hoy en día (ni desde luego el mismo tipo de alimentos). En aquel entonces no existía aquello de «comer cada tres horas para tener energía y evitar perder masa muscular», más que nada porque nos pasábamos la mayor parte del tiempo cazando para comer y comiendo para sobrevivir. Sin embargo, lo que seguramente recordarás de tus clases de historia del colegio es que las condiciones que tuvieron que enfrentar nuestros antepasados los *Homo sapiens* cazadores/recolectores fueron muy duras, lo cual tal vez nos conduzca a pensar que el cuerpo humano tuvo que desarrollar toda una serie de mecanismos que le sirvieran para adaptarse a su entorno y garantizar su supervivencia.

Salta a la vista que en aquella época, no nos despertábamos en las cuevas donde nos refugiábamos de los depredadores y sobrevivíamos a las frías y oscuras noches, y teníamos acceso al zumo de naranja con tanta facilidad como tenemos ahora. Cazar, lejos de ser una opción, se convertía en una obligación. Caminar durante largas jornadas expuestos a temperaturas extremas, también. Cuando no se cazaba, se recolectaba y en muchas ocasiones, durante varios días, ni siquiera se comía. Quizás por ello es por lo que cobra tanto sentido el ayuno intermitente en el contexto evolutivo.

De manera general, aunque hay múltiples enfoques diferentes que iremos detallando a lo largo de este libro, el ayuno intermitente consiste en alternar períodos de ingesta de comida (comprendidos dentro de la ventana de alimentación) con espacios donde no se come nada (comprendidos dentro de la ventana de ayuno), que van generalmente desde unas pocas horas (por norma general más de doce) hasta aproximadamente veinticuatro horas (más de eso se podría considerar ayuno prolongado). Por otro lado, la palabra intermitente hace referencia a la ausencia de un patrón definido, pudiéndose ayunar en diferentes momentos, días u horas y con diferente frecuencia (sin un orden preestablecido).

Lo que salta a la vista y SÍ podemos confirmar sin temor a equivocarnos es que estamos diseñados para ayunar (de eso no cabe duda). Prueba de ello fueron los más de 2,5 millones de años que duró el Paleolítico donde (como ya hemos visto) ayunar estaba a la orden del día (está en nuestros genes). Además, si nuestro organismo no se hubiera adaptado a enfrentar durante largos períodos de tiempo una absoluta escasez preservándonos la energía para los momentos en los que cazábamos o nos defendíamos de algún depredador, hoy no estaríamos aquí. Piénsalo.

De hecho, si investigamos en mayor profundidad una de las adaptaciones fisiológicas que se derivan a través del ayuno y quizás es uno de los motivos principales por los cuales pudimos sobrevivir a tan duras circunstancias, encontraremos que lejos de degradar masa muscular como señalan algunas fuentes (catabolismo), el ayuno intermitente ha demostrado retener más masa muscular que un enfoque tradicional hipocalórico (https://pubmed.ncbi.nlm.nih.gov/21410865/).

Incluso en otro estudio realizado en personas obesas, se llegó a demostrar como el ayuno intermitente sirvió para incrementar la masa muscular (aun con toda la pérdida total de grasa conseguida). Curiosamente, el mismo estudio comparaba además el resultado de ayuno intermitente combinado con un enfoque alto en grasa (45 % de calorías totales) contra otro moderado en grasa (25 % de calorías totales). El alto en grasa logró mayor ganancia muscular y pérdida de grasa.

Pero a pesar de todo, hay quienes creen que el ayuno intermitente es algo que solo pueden hacer los hombres. De hecho, son muchos los medios que desaconsejan su uso en mujeres. Sin embargo esto es un grave error, dado que ¡tanto hombres como mujeres tuvimos que enfrentar las mismas condiciones y nuestros genes se forjaron del mismo modo! De hecho recientemente el antropólogo Randal Hass y su equipo han publicado un estudio poniendo de manifiesto el posible papel de la mujer en la caza en las sociedades ancestrales de cazadores-recolectores. Este no es un hecho aislado puesto que se han encontrado varios entierros de mujeres con sus armas de caza en diferentes lugares durante el Pleistoceno y el Holoceno. Esto nos conduce a una verdad arrolladora. No somos tan diferentes entre hombres y mujeres y nuestra fisiología resulta muy similar, pudiéndose ayunar en ambos casos sin ningún problema. De hecho, ineludiblemente las mujeres también deberían entrenar la fuerza, no solo para verse mejor sino también por salud (lo veremos más adelante).

Además (si eres mujer y estas leyendo esto ahora), según este otro estudio (https://academic.oup.com/ajcn/article/110/3/628/5527779) las mujeres que combinaban entrenamientos de fuerza con la práctica del ayuno intermitente (16/8) ganaron la misma cantidad de músculo que las que realizaban más comidas, pero perdieron algo más de grasa. La evidencia habla. Por algo Andrew Smith decía «la gente teme lo que no entiende», y no le faltaba razón.

Volviendo al tema principal, resulta curioso ver como las investigaciones en sociedades cazadoras-recolectoras contemporáneas muestran una prevalencia muy baja de las enfermedades occidentales.

¿Cómo es posible que hoy en día, en la comodidad de nuestros hogares y con la facilidad de acceso al alimento que disponemos, casi un 50 % de la población mundial tenga sobrepeso e ineludiblemente eleve el riesgo de padecer enfermedades metabólicas, y sin embargo durante el período más largo de la existencia del ser humano (Paleolítico), enfrentando circunstancias extremadamente difíciles y en un entorno hostil y de escasez, no las tuvieran?

El ayuno, sin duda, tiene mucho que ver en eso y posiblemente el uso de las grasas como sustrato energético, también. Eso se debe a que cuando ayunamos, durante las primeras 16-18 horas, se vacían nuestras reservas de glucógeno hepáticas (el glucógeno muscular solo puede ser utilizado por este tejido) para abastecer y cubrir las demandas energéticas de todos los tejidos, y más especialmente el sistema nervioso y el cerebro. Sin embargo, más allá de ese tiempo (lo explicaremos en detalle en el capítulo 9) se empieza a elevar la movilización de ácidos grasos (aunque también haga su aparición la gluconeogénesis) y su oxidación aumenta progresivamente con el paso del tiempo. En las horas posteriores, casi todos los tejidos reducen su consumo de glucosa y elevan el consumo de grasa exponencialmente, reservando la glucosa para el cerebro. Se promueve la cetogénesis gradualmente. Finalmente si se perpetúa el ayuno, tanto las grasas como los cuerpos cetónicos (que por cierto, son anticatabólicos) terminarán suministrando prácticamente el total de la energía.

De este modo, tras esta breve explicación podemos deducir y llegar a la conclusión de que la relación que guarda el ayuno con la manera en la que sobrevivimos a tan duras condiciones fue uno de los elementos clave y resultó esencial para la perpetuación de nuestra especie. Además esto explicaría como nuestro organismo recurría el noventa por ciento de las ocasiones a la grasa como principal fuente energética y un diez por ciento esporádicamente a la glucosa, mediante la gluconeogénesis (y no al revés como nos han hecho creer durante tanto tiempo).

Por eso aquellas sociedades cazadoras y recolectoras no sufrían las denominadas «enfermedades metabólicas modernas» y ahora, debido a un conjunto de determinadas circunstancias como la frecuencia de las ingestas (comemos cada tres horas), el desmesurado consumo de alimentos procesados e industrializados, la falta de actividad y el sedentarismo, el excesivo consumo de fructosa, azúcar y aceites vegetales, junto con hábitos tan desastrosos y perjudiciales como dormir poco, desequilibrar nuestros ritmos circadianos, vivir permanentemente estresados, etc., **NOS ESTAMOS ENFERMANDO.**

Ya no hay rastro de los hábitos que forjaron nuestros genes. Nos pasamos el día moviéndonos en coche de un lado hacia el otro, trabajamos (la mayoría) delante de un ordenador sin mayor esfuerzo que el de contestar correos electrónicos o responder llamadas, comemos cualquier cosa (menos alimentos de verdad) deprisa y corriendo, y vivimos permanentemente estresados. De hecho, ya lo vemos incluso hasta en los niños, que cada vez pasan más tiempo con dispositivos digitales y olvidan realizar cualquier tipo deporte o actividad física. A estas alturas no resulta raro ver niños que mucho antes de su edad adolescente ya tienen móviles o tablets y se pasan el día viendo vídeos de YouTube o de TikTok. De hecho, lo raro sería que hicieran lo contrario.

No hay color. Las piezas empiezan a encajar.

Una vez realizadas ciertas aclaraciones en lo referente al ayuno como práctica ancestral por nuestros antepasados, lo más probable es que a estas alturas te hayas preguntado: ¿y cómo es posible que comiendo tan poco y enfrentando a tales situaciones climáticas no enfermaran y lograran sobrevivir?

Quizás una de las posibles respuestas la podamos encontrar en **la autofagia.**

Autofagia

Para entender qué significa el concepto **autofagia** y cuál es su relación con nuestra salud, antes de nada vale la pena señalar que del mismo modo que debido al consumo habitual de alimentos generamos residuos o productos de desecho (lo que todos entendemos como basura) y los eliminamos diariamente de nuestros hogares, nuestra salud y longevidad dependen de que hagamos exactamente lo mismo con ciertos metabólitos (subproductos resultantes de las diversas reacciones del metabolismo) inservibles que ponen en riesgo la salud de nuestras células y, por ende, nuestra salud general, haciendo que envejezcamos rápidamente y nos enfermemos.

El concepto autofagia fue acuñado por primera vez por el biólogo belga **Christian de Duve**, quien recibió el **premio Nobel en el año 1974** por sus descubrimientos sobre la organización estructural y funcional de la célula, especialmente los lisosomas. Él mismo observó cómo estas partes elementales de la célula, tenían la capacidad de reciclar metabólitos inservibles y componentes disfuncionales de la propia célula para reconvertirlas y utilizarlas en la creación de nuevas células sanas y funcionales, de nuevo.

Sin embargo, no sería realmente reconocido el concepto de autofagia hasta cuarenta y dos años más tarde, cuando en **2016** el japonés **Yoshinori Ohsumi** fue galardonado con el mismo premio Nobel que De Duve, por profundizar en sus mecanismos.

Pero ¿por qué es tan importante este proceso y qué representa realmente?

La palabra **autofagia** significa literalmente **comerse a uno mismo**. Y tal y como venía contándote, es un proceso de renovación celular en el que el organismo, en ausencia de nutrientes, destina gran parte de su energía a deshacerse de toda clase de productos de desecho resultantes del metabolismo (metabólitos), que le resultan inservibles y son disfuncionales (proteínas aberrantes, organelos, etc.) para crear nuevas células sanas y funcionales y reparar tejidos. **POR ESO RESULTA TAN IMPORTANTE.**

Sin autofagia, toda esta basura biológica se acumularía, ocasionando enfermedad y envejecimiento prematuro. De hecho, la autofagia no solo previene el envejecimiento y favorece la longevidad, sino además ha demostrado ser increíblemente efectiva a la hora de prevenir y combatir ciertas enfermedades.

https://www.ncbi.nlm.nih.gov/pmc/articles/PMC3879707/,
https://pubmed.ncbi.nlm.nih.gov/20519116/
https://pubmed.ncbi.nlm.nih.gov/28279350/
https://pubmed.ncbi.nlm.nih.gov/17984323/
https://pubmed.ncbi.nlm.nih.gov/25556159/

¿Qué relación guarda el ayuno con la autofagia?

Durante toda nuestra evolución, tal y como hemos visto, eran comunes momentos puntuales de inanición, donde se activaba con elevada frecuencia la autofagia a través del ayuno y la ruta metabólica AMPK. Esto nos permitía mantener un sistema inmunológico fuerte, reparar nuestro sistema digestivo, disminuir nuestros requerimientos de proteína (dado que el organismo obtiene aminoácidos a partir de este proceso), alejarnos de la enfermedad y favorecer la longevidad.

Actualmente nos recomiendan comer 5-6 veces al día, IMPOSIBILITANDO que de este modo, se pueda dar nunca este proceso, lo cual se relaciona con el aumento del riesgo de padecer enfermedades neurodegenerativas, diabetes, Alzheimer e incluso cáncer. Resulta evidente: si no sacas la basura, esta se acumula en casa (y nadie querría ver lo desastroso que resultaría eso).

Por otro lado, la **apoptosis** es un término que hace referencia **a la destrucción o muerte celular programada, ocasionada por el propio organismo mediante la autofagia,** con el fin de controlar el desarrollo y crecimiento de determinadas células. Esto es muy importante. Según palabras de Carlos Stro, en su libro *Dieta cetogénica,* «cuando el sistema detecta que el reciclaje no resulta suficiente para reparar el daño, la célula es eliminada y sus componentes debidamente aprovechados. Un gran sacrificio por el bien común del órgano o tejido. Nos ayuda a deshacernos de células anormales y precancerígenas, potencialmente peligrosas, que todos poseemos en grandes cantidades todo el tiempo».

De este modo y concluyendo, podríamos decir que la autofagia reduce los marcadores de inflamación, mejora el sistema inmunológico, previene el estrés oxidativo y retrasa los síntomas de envejecimiento, favoreciendo de este modo la salud y la longevidad.

¿Y cómo se inicia este proceso?

Mediante la ausencia de nutrientes. Así de sencillo.

En los seres humanos, este proceso se inicia a las pocas horas de ayunar en los diferentes tejidos y cobra mayor importancia a medida que se alargan las horas de ayuno. Si bien es cierto que el ejercicio físico intenso también es un promotor de autofagia, nada igual que ambas estrategias combinadas para lograr los mayores beneficios. Por eso más adelante hablaremos con detalle del entrenamiento en ayunas, que tomando las suficientes precauciones, puede beneficiar increíblemente a nuestra salud. De hecho, esta fue probablemente una de las causas principales de que pudiéramos sobrevivir a lo largo de nuestra historia como especie. Ejercicio y ayuno. Dos herramientas imprescindibles para lograr una óptima salud.

De momento, quédate con que el concepto de **autofagia** es sinónimo de **reparación** y que en el lado opuesto, el término alimentación hace referencia (de una manera muy simplificada) a crecimiento. Sin la debida frecuencia de este proceso, tus células envejecen rápidamente y mueren (o enferman). La insulina, por su parte, inhibe este proceso, lo que a todas luces representa que si comemos constantemente, nunca facilitamos los procesos de reparación.

¿Eres de los que tienes problemas digestivos con frecuencia? ¿Sufres de ardores, reflujo, acidez, pesadez, malas digestiones, gases, etc. habitualmente?

¡Prueba unos días de ayuno y me cuentas! ¡Me encantará saber qué tal te va! (adjuntaré mis redes sociales y mi correo electrónico al final del libro).

Sin embargo, para comprender un poco más los entresijos de este complejo mecanismo de reciclaje y autorreparación, no podemos olvidar la importancia del equilibrio entre las vías **AMPK** y **mTOR**.

Por un lado, la **AMPK** es una ruta metabólica que actúa como una especie de sensor de energía celular, facilitando toda una serie de procesos relacionados con el catabolismo (proceso del metabolismo en el cual moléculas más grandes se degradan en otras más pequeñas). Si la **AMPK** se eleva, inhibe su antagónica por excelencia: la **mTOR**.

La mTOR, por su parte, es una proteína relacionada con los procesos anabólicos (crecimiento y desarrollo). Así pues determinadas hormonas o nutrientes son anabólicas porque señalizan esta ruta metabólica. Algunos ejemplos son la **insulina, la hormona de crecimiento, la IGF-1**. Sin embargo, el aminoácido esencial **leucina** activa la vía mTOR en el músculo si se consumen 2,5 g (como mínimo) en un mismo bolo de proteína.

La insulina es un potente activador de mTOR, principal mecanismo de crecimiento celular. La ausencia de insulina y nutrientes es el principal activador de AMPK y por tanto de autofagia.

¿Vas entendiendo el concepto?

Del equilibrio entre ambas vías dependerá tu salud y tu longevidad. Por eso resulta esencial que existan períodos de ausencia de nutrientes (ayuno) en los que el organismo mediante la autofagia utilice toda su energía en los procesos de reparación de estructuras y otros períodos de ingesta de nutrientes donde el organismo destine su energía en los procesos de formación y crecimiento de determinadas moléculas.

Ambos son necesarios, y la salud depende de su equilibrio. El entorno moderno genera una expresión excesiva de mTOR e inhibe la AMPK, contribuyendo a diabetes, cáncer y envejecimiento acelerado.

https://pubmed.ncbi.nlm.nih.gov/21157483/

También debemos entender que la acción de estos procesos es específica en cada tejido. Una de las claves del ejercicio es que activa ambos en el lugar adecuado, estimulando por ejemplo la mTOR en el músculo pero inhibiéndolo en las células grasas e hígado, mientras que la pérdida de glucógeno favorece la autofagia.

Finalmente, para concluir con este capítulo, espero hayas entendido la importancia que tiene en nuestra salud a largo plazo promocionar la autofagia a través de la práctica del ayuno, que tan bien nos hizo en un pasado, para perpetuar nuestra especie y garantizar nuestra supervivencia.

Dicho esto, centrémonos ahora en el ayuno y el contexto religioso.

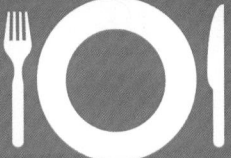

5. Ayuno en un contexto religioso y de sanación

Cuando ustedes ayunen, no se muestren afligidos, como los hipócritas, porque ellos demudan su rostro para mostrar a la gente que están ayunando; de cierto les digo que ya se han ganado su recompensa.

Mateo 6,16

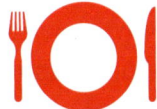

Como ya hemos visto hasta ahora, el ayuno es una abstinencia voluntaria de comida, de bebida, o de ambas cosas (pese a que desde el punto de vista de la salud, se desaconseje esta última opción). En casi todas las tradiciones religiosas siempre ha desempeñado un papel muy relevante y significativo a lo largo de toda la historia.

Hoy en día, además, no resulta extraño que miles de personas paguen grandes sumas de dinero por no comer casi nada y pasar largas jornadas a base de sopas y licuados en las diferentes clínicas de salud que hay repartidas por todo el mundo. Con el nuevo nombre de desintoxicación, el objetivo del ayuno puede abarcar desde lo puramente físico, hasta lo espiritual.

En muchas culturas, el ayuno se lleva a cabo en una variedad de contextos rituales, estacionales e iniciáticos. La gente ayuna como un acto de penitencia o de purificación; como una preparación antes de un festival o un rito de iniciación; como parte de una ceremonia de luto; como una manera de inducir sueños y visiones; o como protesta, como sucede en las huelgas de hambre (seguramente recuerdes algunos casos como los de Mahatma Gandhi o Barry Horne).

5. Ayuno en un contexto religioso y de sanación

Entre algunas de las primeras tribus de la nación de la Columbia británica, las chicas eran recluidas tras su período menstrual, y ayunaban durante cuatro días. Del mismo modo, muchos chicos nativos americanos pasaban un período alejados de toda presencia humana, mientras ayunaban como parte de una búsqueda de visión.

En el Antiguo Testamento, cuando Moisés recibió los Diez Mandamientos en el monte Sinaí, ayunó cuarenta días y cuarenta noches (Éxodo 34, 28). El profeta Elías ayunó cuarenta días y cuarenta noches en el monte Horeb (I Reyes 19, 8). Igualmente, Jesús ayunó durante cuarenta días y cuarenta noches en el bosque, tras su bautismo en el río Jordán por Juan, el Bautista (Mateo 4, 1-2).

Al parecer, según narra en su libro *Caminos para ir más allá* el biólogo y escritor **Rupert Sheldrake:** «En muchas culturas, la gente ayuna para inducir sueños o revelaciones del mundo espiritual. Entre los nativos americanos, el ayuno era una parte importante de la preparación para convertirse en un hombre-medicina o chamán, y constituía una práctica común para adquirir conocimiento o mensajes ocultos de los espíritus, en sueños. Los cazadores ayunaban hasta que soñaban si sus cacerías tendrían éxito o no. Los maridos ayunaban hasta que soñaban si sus esperanzas de convertirse en padres se cumplirían o no. Cuanto mayor fuese el poder del ayuno, y más vívidos y numerosos los sueños consiguientes, más se reverenciaba al vidente y mayor poder adquiría».

El valor del ayuno para la experiencia visionaria era ampliamente aceptado en la Iglesia primitiva. San Juan Crisóstomo (c. 349-407) decía que el ayuno «hace que el alma sea más brillante y le proporciona alas para subir y elevarse».

En culturas en las que el ayuno forma parte del proceso de duelo, los ayunos generalmente son breves. Entre los yoruba del África occidental, se esperaba que las viudas y las hijas rechazaran cualquier alimento, al menos durante un día. Y en muchas culturas, un período de ayuno precedía a la fiesta del funeral.

Más generalmente, el ayuno era parte de un rito de preparación para una fiesta o una ceremonia. En el Egipto antiguo, la gente ayunaba y realizaba abluciones antes de entrar en un templo. En Norteamérica, entre los natchez, en el Festival del Fuego Nuevo, un festival de la cosecha, la gente ayunaba durante tres días antes de que comenzase el festival. En la Grecia antigua, la celebración de los Misterios en el santuario de Eleusis venía precedida por un ayuno de nueve días, antes de comer y beber el alimento sacramental.

El ayuno penitencial se combina habitualmente con la oración, y en algunas culturas se cree que eso hace más probable que los dioses o los espíritus respondan. En el mundo antiguo, en Egipto, Babilonia y Asiria, la gente con frecuencia ayunaba en períodos de aflicción o de calamidades, implorando perdón y misericordia. Y los individuos, a menudo ayunaban como un acto de penitencia por sus propios pecados. En la tradición judía, este tipo de ayuno penitencial era ritualizado, y todavía lo es, en el ayuno del Día de la Expiación, Yom Kippur.

En el islam, el Corán recomienda el ayuno penitencial durante tres días de peregrinación y siete días al volver (Sura 2, 196). Un creyente que mate a otros y no pueda encontrar el dinero para indemnizar a la familia de la víctima tiene que ayunar durante dos meses como penitencia (Sura 4, 92). Aquel que rompe el juramento y no puede alimentar a diez pobres, como penitencia debe ayunar durante tres meses (Sura 4, 92). Y todos los musulmanes deben ayunar durante el mes de Ramadán, absteniéndose no solo de comer, sino también de beber entre el amanecer y el anochecer (excepto en el caso de los enfermos, los viajeros y los niños). **El significado interno de esta práctica es el desapego**. En uno de los hadices o dichos del profeta Mahoma, Dios dice: «Todas las acciones de un ser humano son para él, pero el ayunar es exclusivamente para Mí, y yo le recompensaré por ello».

Tradicionalmente, los monjes budistas hacen solo una comida al día, al mediodía, y así pasan casi veinticuatro horas ayunando, como norma. Del mismo modo ayunan los días de luna nueva y de luna llena, cuando realizan también la confesión de sus pecados. El aniversario de la muerte del Buda es precedido tradicionalmente por un período de cinco días de abstinencia, en los que participan también los laicos.

En el hinduismo hay muchas formas de ayuno religioso. Mucha gente ayuna al menos un día a la semana, y hay también ayunos mensuales y anuales, como el gran festival relacionado con Shiva, el Maha Shivaratri, cuando se ayuna toda una noche y el día siguiente.

En Grecia, el ayuno tiene una larga tradición. En la Antigüedad, se utilizaba para limpiar el cuerpo de los demonios que se habían apoderado de él debido a un exceso de comida y bebida.

También fue de interés para acercarse a los dioses y abrir la mente a la inspiración divina. Por ejemplo, la pitonisa del oráculo de Delphi fortaleció su mirada en el futuro ayunando.

Los filósofos griegos también usaron el ayuno para promover su percepción e inteligencia. Entonces, por ejemplo, Pitágoras ayunó durante cuarenta días antes de sus exámenes y también dejó que sus alumnos ayunaran para agudizar sus mentes.

La diosa de la fertilidad Demeter ayunó, según los textos homéricos, ya que el dios Hades había secuestrado a su hija. Como ya no cumplía con sus tareas, la tierra se había vuelto estéril, por lo que Hades se vio obligado a liberar a la hija de Demeter.

Durante el festival Tesmoforias en Atenas y otros lugares en Grecia, la gente ayunó durante un día para recordar el duelo de Deméter durante el secuestro y también para honrar a la diosa.

Además se dice que en aquel tiempo se preparaba a los atletas para los esfuerzos físicos de las competiciones olímpicas a traves del ayuno. (Fuente: *Lebenslust durch Fasten, Dr. med. Eva und Norbert Lischka, S. 19. Encyclopedia of Ancient Greece, Nigel Wilson, p. 293*)

Los ejemplos son infinitos y todos parecen tener un denominador común: el ayuno intermitente como ritual o práctica sanadora espiritual.

Nota: Si quieres conocer más acerca de este tema, te aconsejo encarecidamente leer cualquiera de los libros de Rupert Sheldrake, (*La ciencia y las prácticas espirituales, Caminos para ir más allá, El espejismo de la ciencia, La presencia del pasado*), en el que detalla el uso de esta y otras muchas prácticas espirituales.

Finalmente y para cerrar este capítulo, lo que sin lugar a dudas parece resultar evidente, el ayuno puede representar muchas y variadas cosas para muchas civilizaciones: un ritual espiritual, una práctica ancestral, un hábito, una estrategia o un protocolo efectivo para mejorar la salud. Sin embargo, tal y como ya habrás podido llegar a entender, lo que a todas luces no representa al concepto del ayuno es que sea una nueva moda.

¿Que te parece si hablamos de ello?

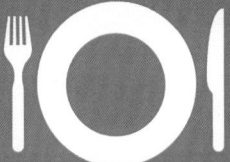

6. Ayuno intermitente, ¿una nueva moda?

Resulta osado decir que el ayuno es una moda, cuando ha resultado una práctica inherente al ser humano durante más de 2,5 millones de años.

Marc Romera

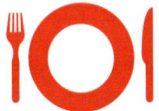

Por mucho que se empeñen los medios sensacionalistas más escépticos, por mucho que se empeñen toda aquella clase de «profesionales» del sector de la salud, del entrenamiento o de la nutrición, o por mucho que se empeñen muchos influencers del fitness, como ya hemos visto hasta ahora el ayuno **NO ES UNA NUEVA MODA.**

Como si siempre quisieran tener el protagonismo de las portadas y crear alarma social, cada vez que algo demuestra su eficacia a través de la evidencia y se convierte en una estrategia para mejorar la salud y perder peso, salen a la defensa de los viejos dogmas todas aquellas personas de diferentes sectores de la salud que defienden la única verdad que conocen hasta el momento, oponiéndose de entrada a cualquier otra cosa que vaya en otra dirección que no sea comer cada 2-3 horas carbohidratos, para (según dicen) tener energía todo el día y no sufrir «mareos» por una falta de nutrientes, basando sus recomendaciones según las directrices oficiales (que por cierto, están obsoletas).

Que no te cuenten historias. El orgullo humano no tiene fin. Siempre preferirán defender una opinión aun sabiendo que hasta el momento se ha mostrado ineficaz y no funciona, que reconocer un error que llevan arrastrando hace ya mucho tiempo.

Lo mismo le ocurrió a las grasas, las cuales adoptaron el papel de «las malas de la película» desde que la portada de la prestigiosa revista *Time* en 1980 pusiera de manifiesto lo perjudiciales que eran las grasas saturadas para la salud cardiovascular, basándose en el desastroso estudio *Los siete países* de **Ancel Keys** (un epidemiólogo de Minnesota). Lo curioso es que años más tarde se retrataron. También ocurrió con el colesterol. Por eso debemos ser cautos a la hora de creer algo e investigar primero.

Pero, antes de continuar, para los más conservadores quizás les interesen las siguientes referencias.

La resistencia a la insulina es la causa más importante de enfermedad coronaria:

https://www.sciencedirect.com/science/article/abs/pii/S1871402119300785

El rol de los carbohidratos en las enfermedades cardiovasculares fomenta la dislipidemia:

https://jamanetwork.com/journals/jama/article-abstract/333986

Las dietas bajas en grasa (altas en carbohidratos) producen un aumento de los triglicéridos en la sangre (especialmente la fructosa):

https://academic.oup.com/ajcn/article/77/1/43/4689632

Sustituir grasas saturadas en favor de las grasas omega 6 no se traduce en un descenso del riesgo de morir por enfermedad coronaria:

https://www.bmj.com/content/353/bmj.i1246.full.pdf+html

«Los metanálisis más recientes de ensayos aleatorizados y estudios observacionales no encontraron efectos beneficiosos de la reducción de la ingesta de AGS sobre las enfermedades cardiovasculares (ECV) y la mortalidad total, y en cambio encontraron efectos protectores contra el accidente cerebrovascular.»

https://www.sciencedirect.com/science/article/pii/S0735109720356874

¿Sorprendido?

Pues aún hay más. Según apunta en su libro *Dieta cetogénica* **Carlos Stro,** «en un artículo publicado en el *New York Times* bajo el título de "Cómo la industria del azúcar pasó la culpa a la grasa", se explica cómo la conocida entonces bajo el nombre Sugar Research

Foundation (hoy Sugar Association) pagó el equivalente a 50.000 $ actuales a tres científicos de Harvard en 1967 por una investigación que relacionara el azúcar, la grasa y las enfermedades del corazón. Sobra decir quién era el culpable en la conclusión de dicha investigación. El Dr. Mark Hegsted (uno de los científicos de Harvard pagados por la industria del azúcar) pasa a la cabeza del USDA (Departamento de Agricultura de los Estados Unidos) en 1977, desarrollando lo que se convertiría más tarde en The Dietary Guidelines for the Americans, es decir, en las recomendaciones alimenticias para los estadounidenses. Aún hoy (con escasas modificaciones) siguen vigentes».

Precisamente por todo lo anterior quiero pedirte un ejercicio de reflexión, seas quien seas y conozcas o (todavía no) los beneficiosos efectos que tiene el ayuno para la salud, para darte cuenta de que lo que un día funcionaba, no tiene por qué hacerlo siempre o lo que antes se creía como cierto, con el paso de los años, puede ser desmentido por la investigación científica.

¿Acaso evolución no es sinónimo de progreso? Entonces, ¿por qué seguimos abogando por culpar a la gente de su falta de voluntad, diciéndole que ellos son los responsables de su estado físico, abogando por estrategias que no solo no mejoran la salud, sino que además son ineficientes en el 95 % de los casos (https://www.bmj.com/content/309/6955/655 / https://pubmed.ncbi.nlm.nih.gov/17469900/) o pudiendo incluso empeorarla?

Las autoridades en salud recomiendan hacer cinco o más comidas al día, lo cual ha demostrado ser un hábito estrepitosamente desastroso, elevando frecuentemente la insulina y el hambre (https://onlinelibrary.wiley.com/doi/10.1002/oby.20032/abstract).

Te recomiendan basar tu alimentación en aceites vegetales (que han resultado ser proinflamatorios debido al desbalance entre que ocasionan en el ratio omega 6 y omega 3 (https://www.ncbi.nlm.nih.gov/m/pubmed/12442909/) y en carbohidratos de elevado índice glucémico (solo hay que echarle un ojo a la pirámide nutricional (https://es.m.wikipedia.org/wiki/Pirámide_alimentaria), centrándote únicamente en generar un déficit energético y hacer ejercicio, lo cual tal y como demuestran los estudios, a largo plazo ralentiza el metabolismo y puede poner en riesgo, en el caso de que seas mujer, tu menstruación (amenorrea hipotalámica), disminuye tus niveles de hormonas tiroideas (Tsh, T3 y T4) y leptina (https://pubmed.ncbi.nlm.nih.gov/11994393/), degrada masa muscular (catabolismo), disminuye la libido y la producción de hormonas sexuales como la testosterona, incrementa el cortisol (https://www.ncbi.nlm.nih.gov/pmc/articles/PMC2895000/) contribuyendo a la acumulación de grasa abdominal, (https://pubmed.ncbi.nlm.nih.gov/10731010/), y al aumento del apetito.

¡Guau! ¡Un auténtico desastre!

Al repasar la lista anterior acerca de las desventajas de una restricción calórica mantenida en el tiempo, no podría estar más de acuerdo en lo que apunta **Marcos Vázquez** en uno de los artículos de su blog al señalar que **«el fallo no es de las personas, sino de los tratamientos empleados»** (https://www.bmj.com/content/309/6955/655).

Con todo, ¿cómo no iba a tener sentido que la gente, harta de las mismas falacias y métodos ineficaces que han venido utilizando hasta ahora, quiera comprobar los beneficios de una estrategia tan infalible y evidenciada como el ayuno intermitente?

Y desde luego, tal y como veremos en detalle a lo largo del siguiente capítulo, el ayuno no funciona por generar un déficit calórico (como se niegan a reconocer todavía algunas personas), pues en diferentes estudios aun en igualdad de calorías, ha mostrado ser un protocolo increíblemente efectivo. Seamos honestos. Ya no les quedan armas con las que luchar y deberían rendirse ante la evidencia.

Es de cajón. Aquellos más incrédulos y escépticos, en su afán por defender teorías poco confiables, todavía te harán creer que el ayuno ralentiza el metabolismo (el mito más frecuente) cuando de hecho, lo incrementa (https://pubmed.ncbi.nlm.nih.gov/10837292/, https://www.ncbi.nlm.nih.gov/pmc/articles/PMC4209007/); te harán creer que perderás masa muscular, cuando de hecho esto no es así (https://pubmed.ncbi.nlm.nih.gov/21410865/); te harán creer que incrementarás tu riesgo de enfermedades metabólicas, cuando de hecho no es así (https://pubmed.ncbi.nlm.nih.gov/22425331/); e incluso te dirán que tu rendimiento deportivo se verá afectado, lo cual nuevamente es falso (https://pubmed.ncbi.nlm.nih.gov/19197210/).

Para concluir este capítulo, y haciendo alusión a las pruebas aportadas, solo me queda recordar las sabias palabras del filósofo **Friedrich Nietzsche,** quien afirmó: «A veces la gente no quiere escuchar la verdad porque no quieren que sus ilusiones se vean destruidas», o las del reconocido escritor **Paulo Coelho:** «No pierdas tu tiempo dando explicaciones, la gente solo oye lo que quiere oír». Cuánta razón.

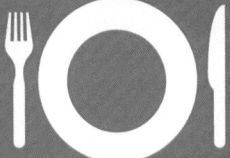

7. Fisiología del ayuno, respuestas metabólicas y beneficios de ayunar

Del mismo modo en el que el ser humano necesita dormir y descansar una determinada cantidad de horas cada día para poder recuperarse, ayunar es un acto que representa darle a nuestro sistema digestivo un período de descanso.

Marc Romera

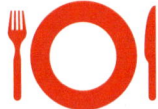

Si hay una cosa clara y consensuada que parece respaldar la evidencia científica actual hasta la fecha y cada vez más la comunidad médica, es que el ayuno intermitente realmente funciona y favorece a la salud. El «cómo» es lo que resulta más interesante y lo que detallaremos a continuación.

Recuerda que mucho más allá de los enlaces que adjuntaré al final del libro, si quieres investigar en mayor profundidad acerca de este tema, tan solo necesitas un dispositivo que tenga conexión a internet, entrar en el portal médico Pubmed y dedicarle el tiempo que desees en traducir los diferentes estudios que allí aparecen hablando acerca de esta intervención y de muchas otras aplicaciones. Hay un mundo de conocimiento realmente extenso y valioso al alcance de tan solo un solo clic de cualquiera, detallando todos los entresijos, los beneficios y los mecanismos de acción de esta maravillosa herramienta.

Por ahora, antes de continuar y de describir el mecanismo de acción del ayuno, podríamos empezar por mencionar detalladamente los múltiples beneficios (demostrados por la ciencia) que puede aportarnos esta fantástica estrategia.

Estos son los beneficios más reconocidos del ayuno intermitente:

- Ha demostrado favorecer la longevidad mediante la expresión de determinados genes y reducir considerablemente el estrés oxidativo (daño causado por los radicales libres o especies reactivas de oxígeno a nuestras células).

- Ha demostrado reducir significativamente los niveles de glucosa en sangre (glucemia) y paralelamente también ha logrado disminuir los niveles de insulina (mejorando la sensibilidad), presentándose como una alternativa al tratamiento convencional de patologías metabólicas como el síndrome metabólico o la diabetes de tipo 2.

- Ha demostrado reducir los niveles de triglicéridos plasmáticos (mejorando el perfil lipídico) y la grasa visceral a la vez que incrementa los niveles de adiponectina (hormona sintetizada por el tejido adiposo que participa en el metabolismo de la glucosa y los ácidos grasos).

- Ha resultado ser beneficioso para disminuir los marcadores de inflamación mediada por la expresión de genes relacionados con la respuesta inflamatoria y reducir el riesgo de enfermedad coronaria.

- Es un gran promotor de la autofagia a nivel general, incluyendo el cerebro.

- Ha demostrado ser una herramienta beneficiosa a la hora de prevenir el cáncer y limitar el crecimiento de células cancerígenas, aumentando en muchos casos la efectividad de los tratamientos convencionales con quimioterapia.

- Fortalece el sistema inmune, en parte mediado por la autofagia.

- Reduce el hambre (debido a una disminución de los niveles de ghrelina) y aumenta la sensibilidad a la leptina (saciedad).

- Ha demostrado aumentar los niveles de energía (elevación de catecolaminas), de hormona de crecimiento (Gh) y acelerar el metabolismo (TMB)

- Ha demostrado contribuir favorablemente al equilibrio de los ritmos circadianos y prevenir la cronodisrupción.

- Ha demostrado ser efectivo contra multitud de problemas metabólicos.

- Ha demostrado ser una estrategia realmente efectiva para la pérdida de grasa, manteniendo niveles elevados de fuerza y preservando más masa muscular que otros enfoques.

- Favorece un estado de ánimo positivo y aumenta la concentración y el aprendizaje.

- Y dejando a un lado los beneficios metabólicos, aumenta tu productividad, te hace ahorrar dinero y contribuye a tu economía (ya no necesitas gastar dinero en el desayuno).

Así es. Al final del libro, adjuntaré todos y cada uno de los estudios independientes que demuestran cada beneficio mencionado, para que tú también puedas conocer muchos más detalles acerca de este hábito ancestral y decidas conscientemente si incluirlo o no en tu vida, basándote en una solidez científica y no en opiniones de blogs o medios divulgativos sensacionalistas.

De ahora en adelante, se acabaron las excusas por falta de tiempo, falta de conocimiento o desinformación. Tú también puedes tomar hoy la decisión de mejorar tu calidad de vida, tu energía y tu salud. Porque mas allá del «cuánto vivimos», importa el «cómo vivimos» y en eso el ayuno puede ayudarnos significativamente.

Mecanismos de acción del ayuno

Antes de nada, deberíamos realizar una diferenciación importante destacando que el ayuno intermitente no es en ningún caso sinónimo de un estado de inanición y, por lo tanto, nunca resulta acertado confundir tales conceptos. En el ayuno intermitente, la participación de la persona es totalmente voluntaria y proviene de una decisión consciente. Sin embargo, la inanición hace referencia a un estado de mayor o menor grado de malnutrición y deficiencia nutricional crónica, que ni es voluntaria ni es controlada, y que en el peor de los casos, puede culminar en una insuficiencia orgánica que ocasione la muerte. Por eso es importante dar a conocer las respuestas metabólicas y fisiológicas que se suceden cuando dejamos de ingerir alimentos, y poder entender de una manera consciente qué implica el acto de ayunar.

Durante las primeras horas de ayuno, inicialmente el organismo utiliza la energía obtenida a través de los alimentos de la última ingesta, siendo la glucosa procedente de los carbohidratos de la dieta la principal fuente energética. Algo a destacar sin embargo es que cuando hago alusión a lo de «la principal fuente energética» no quiere decir que sea lo natural (esto es un tema que genera mucha controversia entre nutricionistas y profesionales de la salud), sino simplemente quiero dar a conocer que antes de utilizar las grasas para obtener energía, nuestro organismo utiliza preferentemente la glucosa.

Durante las horas siguientes (aproximadamente hasta las 16 horas), nuestro cuerpo, al no disponer de energía inmediata y al disminuir los niveles de glucemia (azúcar en sangre), incrementa gradual y proporcionalmente los de una hormona sintetizada por las células alfa del páncreas denominada **glucagón**. El glucagón es una hormona contrarreguladora que cumple funciones diametralmente opuestas a las de la **insulina** (hormona anabólica que destaca por su papel principal en el almacenamiento de energía). La más importante de ellas consiste en elevar la concentración sanguínea de glucosa mediante la degradación de glucógeno hepático en un proceso que recibe el nombre de **glucogenólisis**. Por ese motivo, esta hormona es conocida por su papel hiperglucemiante (eleva los niveles de azúcar en sangre cuando estos disminuyen).

> **Nota:** Recuerda que estamos simplificando, puesto que este proceso sigue una cascada compleja de acontecimientos la cual no detallaremos para evitar aburrir al público común con diferentes tecnicismos y mecanismos bioquímicos.

Una vez transcurridas las primeras 16-18 horas de ayuno y agotado el glucógeno hepático (recuerda que el glucógeno es la forma en la que el cuerpo almacena glucosa con fines energéticos cuando el organismo no dispone de alimento y posee una capacidad limitada), el propio glucagón continúa manteniendo elevados los niveles de glucosa en sangre, pero esta vez mediante la conversión de otros precursores no glucídicos como los aminoácidos, el lactato, el piruvato o el glicerol, a través de un proceso conocido como **gluconeogénesis** (lo que literalmente significa «formación de nueva glucosa»).

> **Nota**: Este efecto obedece a la activación de numerosas enzimas necesarias para el transporte de los aminoácidos y para la gluconeogénesis, en particular a la activación del sistema enzimático que transforma el piruvato en fosfoenolpiruvato, paso limitante de la gluconeogénesis.

Un dato que quizás te resulte interesante (ya que estamos entrando en detalle acerca de los mecanismos de actuación de esta hormona) y que vale la pena destacar es que además de las funciones citadas, el glucagón también tiene la importante y quizás menos conocida función de la **activación de la lipasa de las células grasas (una enzima que favorece la degradación de triglicéridos de los adipocitos)**, con lo que aumenta la disponibilidad de ácidos grasos para su uso energético. Digamos de una forma sencilla y resumida que es una hormona que permite elevar la disponibilidad de glucosa cuando los valores descienden por debajo de los valores normales; y cuando se agota el glucógeno y la capacidad de síntesis de glucosa es limitada (en períodos de ayuno prolongados o ejercicio intenso), permite la extracción y movilización de grasas desde el tejido adiposo.

De esta manera, espero que puedas entender de una forma clara que tanto la **insulina** como el **glucagón** (ambas hormonas secretadas por el páncreas) tienen la principal misión de mantener el equilibrio de los niveles de glucosa en sangre (glucemia), como (si se me permite la analogía) si de un termostato se tratara. Cuando la concentración de glucosa aumenta demasiado, por ejemplo tras una comida rica en carbohidratos, el aumento en la secreción de **insulina** reduce la glucemia hasta recuperar los valores normales. En cambio, el descenso de la glucemia, por ejemplo durante períodos de ayuno, estimula la secreción de **glucagón**; esta actúa de forma contraria a la insulina y en condiciones normales hace que la glucemia aumente hacia los valores habituales. Por eso es bueno recordar que tanto en el universo como en el cuerpo humano, todo debe permanecer en un permanente estado de equilibrio, conocido en fisiología como «homeostasis».

Una vez dicho esto y de forma paralela pasada esa cantidad de tiempo inicial (de unas 16-18 horas), el hipotálamo (una parte del encéfalo situada en la zona central de la base del cerebro) estimula al sistema nervioso simpático, liberando **adrenalina** y **cortisol**, ambas hormonas secretadas por las glándulas suprarrenales (unas pequeñas glándulas situadas en la parte superior de cada riñón, que liberan hormonas imprescindibles para la vida), lo cual también ayuda a proteger frente a la hipoglucemia intensa.

Finalmente, a todo el conjunto de reacciones y respuestas metabólicas citadas le sigue un aumento significativo de los niveles de **hormona de crecimiento,** que junto con el **cortisol** reduce la velocidad de utilización de la glucosa en casi todas las células del organismo, reservándola para otros órganos más importantes y dependientes de esta fuente energética, como el cerebro, aumentando en cambio el consumo de grasas. Digamos que este punto es el umbral donde se reduce exponencialmente el consumo de glucosa y aumenta de una manera significativa el de grasas por parte de todos los tejidos y órganos. De este modo, también se ayuda a la normalización de la glucemia y a preservar la masa muscular (destacando que **la hormona de crecimiento y la adrenalina tienen un efecto anticatabólico al inhibir la proteólisis muscular**). Así pues, podemos decir que durante esta segunda fase, entre las 18 y las 48 horas de ayuno, el uso de grasa como fuente energética se ve incrementado fuertemente por los tejidos principales, iniciando (a partir de estas) la producción de unas moléculas que reciben el nombre de «**cuerpos cetónicos**» por parte del hígado en un proceso denominado «**cetogénesis**». Por eso, el ayuno ha demostrado ser una estrategia muy efectiva a la hora de mejorar la composición corporal (pérdida de grasa) y mejorar la **flexibilidad metabólica** (un concepto que hace referencia al sustrato que utiliza nuestro metabolismo en un determinado contexto dependiendo de la disponibilidad energética).

A partir de las 48 horas de ayuno tras la última ingesta y en ausencia total de nutrientes (el consumo de agua no interfiere en las adaptaciones y respuestas fisiológicas anteriormente mencionadas), el cuerpo humano entra en un estado fisiológico conocido como **cetosis** (no confundir con cetoacidosis), caracterizado por unos niveles bajos de glucosa en sangre, una disminución completa del depósito de glucógeno en hígado, un aumento significativo de movilización de triglicéridos desde el tejido adiposo y la producción hepática de **cuerpos cetónicos** (CC) derivados de las grasas. Vale la pena destacar que a partir de ese momento, los cuerpos cetónicos (especialmente el b-hidroxibutirato) sirven como fuente importante y alternativa (digamos como un «supercombustible» de alto octanaje) de energía para el cerebro.

Lo curioso de todo este proceso complejo de reacciones y adaptaciones fisiológicas y metabólicas es que hoy en día resulta extraño para muchas personas poder concebir el hecho de utilizar la grasa como fuente principal de energía y los CC por parte del cerebro, cuando evolutivamente nos pasábamos (a través de la alimentación, el ejercicio y el ayuno) el noventa por ciento del tiempo en ese estado. De hecho, esto resultaba lógico y normal para nosotros, pues nuestro cerebro era considerablemente más grande comparado con el de otros mamíferos y vale la pena señalar que un cerebro grande requería de una gran cantidad de energía. Al no disponer de una fuente recurrente, el propio diseño humano fue el encargado de perfeccionar a través de años de evolución y adaptación este mecanismo ancestral de supervivencia. Toda una obra maestra de la naturaleza.

Una vez aclarado lo anterior y siguiendo con las adaptaciones del ayuno intermitente a través del paso de las horas, resulta esencial señalar que es el hígado el lugar primario donde se produce la **cetogénesis**, pero los astrocitos (células gliales) cerebrales también generan cuerpos cetónicos, algo que pocos conocen. De esta manera, estas moléculas se convierten en la fuente de combustible preferida del cerebro, proporcionando hasta un 70 % de sus necesidades energéticas. Además, las cetonas constituyen una fuente de energía más eficiente en los músculos y posiblemente en el cerebro, mejorando la bioenergética y la actividad conectiva de las neuronas. Además la utilización de CC con fines energéticos produce una menor cantidad de especies de oxígeno reactivas (ROS), lo cual equivale a decir que reducen el estrés oxidativo y, por tanto, previenen la inflamación.

> **Nota**: Vale la pena destacar que los cuerpos cetónicos son más que una fuente de energía premium para las neuronas: el principal cuerpo cetónico conocido como **beta-hidroxibutirato** (BHB), por ejemplo, cumple importantes funciones de señalización al inducir la transcripción del factor neurotrófico derivado del cerebro (**FNDC**). El **FNDC** es un regulador fundamental de la función neuronal que estimula la **biogénesis mitocondrial,** mantiene la estructura sináptica, estimula la producción y supervivencia de nuevas neuronas y aumenta la resistencia de estas a lesiones y enfermedades.

Finalmente, durante esta última fase de tiempo, el ayuno **suprime la inflamación,** reduciendo la expresión de citocinas proinflamatorias como la interleuquina 6 (IL-6) y el factor de necrosis tumoral α (TNF-α). Procesos bioquímicos que no detallaremos por su complejidad y para evitar el aburrimiento de los lectores. Al menos quédate con la idea de que el ayuno (especialmente de larga duración) combate la inflamación incluso a nivel neuronal.

Una vez traspasadas las primeras horas de ayuno y tras las adaptaciones metabólicas iniciales, entre las 48 y las 72 horas, se disminuye prácticamente la gluconeogénesis por completo y las grasas (por el músculo y los diferentes tejidos) y las cetonas (en el cerebro) cubren prácticamente el 90 % de las necesidades energéticas del organismo.

No podemos olvidar también que a medida que avanza el tiempo de ayuno, la ausencia de nutrientes señaliza fuertemente la ruta metabólica vinculada a procesos catabólicos (de degradación) denominada AMPK, la cual promueve la autofagia. De esta manera es por lo que finalmente el ayuno impacta en las concentraciones de diferentes hormonas y puede considerarse (de una manera genérica) una intervención óptima para mejorar la salud y potenciar la longevidad.

Además esta práctica bien planteada, influye en el metabolismo de los lípidos al alterar las actividades hormonales de la **leptina** (hormona vinculada a la saciedad), **la adiponectina** y **grelina** (hormona vinculada al hambre). La leptina se asocia a un estado proinflamatorio, mientras que contrariamente la adiponectina, se asocia a una mayor sensibilidad a la insulina. La ghrelina, por su parte, puede estimular la **neurogénesis** (formación de nuevas neuronas).

El resultado final más evidente de este proceso, sin duda, es la pérdida de peso y el la regulación hormonal favorable a la salud. De hecho, ninguna otra intervención resulta tan efectiva a tales efectos.

No se trata de un único resultado. No se trata del déficit energético. El ayuno funciona por las diferentes adaptaciones y respuestas que se van sucediendo a lo largo de su uso; y eso, a día de hoy, es incuestionable. Así pues, tal y como ya hemos visto hasta este momento, no resulta de extrañar que una de las razones por las que se adopta este tipo de protocolo sea el cambio metabólico que produce sobre la pérdida de peso, las mejoras en la regulación de la glucosa y el aumento en la sensibilidad a la insulina, los cambios en la presión arterial, la frecuencia cardíaca, la eficacia del entrenamiento de resistencia o incluso la pérdida de grasa abdominal.

Sea como sea, como ya hemos visto a lo largo de estas páginas, durante el ayuno prolongado el organismo cambia el uso de glucosa como fuente de combustible por ácidos grasos y cuerpos cetónicos aumentando la resistencia ante el estrés oxidativo y reduciendo los marcadores de inflamación sistémica asociados a la aterosclerosis y a otras muchas enfermedades.

Por otra parte, si hablamos de las aplicaciones clínicas del ayuno intermitente, dos estudios mostraron que el AI (4:3) de 24 horas tres veces por semana revirtió la resistencia a la insulina en pacientes con prediabetes o diabetes de tipo 2, redujo también los niveles de hemoglobina glicosilada, el estrés oxidativo y el apetito.

En lo referente al sobrepeso y la obesidad, recientemente se han publicado algunas revisiones que encontraron que el ayuno intermitente era igual de eficaz para perder peso como otras dietas estándar hipocalóricas. Algunos artículos en **Varady et al** observaron que el ayuno prolongado resulta un protocolo efectivo para la pérdida de peso y salud cardiovascular en adultos con sobrepeso y peso normal. Diversos investigadores concluyeron que una restricción de calorías diaria versus una restricción intermitente (24 horas *ad libitum* alternada con 24 horas de restricción de alimentos completa o parcial) son igualmente efectivas para disminuir de peso y la masa grasa.

Por si todo lo anterior no fuera suficiente, en cuanto a la aplicación del ayuno intermitente en relación a enfermedades como el cáncer, la evidencia muestra que el ayuno protege de la toxicidad al tiempo que mejora la eficacia de una variedad de quimioterapéuticos en el tratamiento de varios tipos de tumores. Los bajos niveles de glucosa en suero durante el ayuno imponen un estrés adicional en las células tumorales, ya que las necesidades energéticas en estas circunstancias se satisfacen principalmente por medio de la glucólisis. De manera similar, se cree que el ayuno intermitente perjudica el metabolismo energético en las células cancerosas inhibiendo su crecimiento y haciéndolas susceptibles a tratamientos clínicos.

Después de todo, quizás uno se haga la pregunta: y si el ayuno resulta tan beneficioso y de tantas aplicaciones clínicas, ¿por qué no se implementa de manera regular en los hospitales de todo el mundo?

La respuesta a esta pregunta, quizás deba tener en cuenta aspectos como:

- Los beneficios económicos que generan los medicamentos y fármacos (tristemente el ayuno intermitente no genera beneficios a ninguna corporación o multinacional, por mucho que suene acusador).

- Por raro que resulte, en nuestra sociedad actual, todavía está muy arraigada una alimentación constituida por cinco comidas. Un cambio en ese patrón de alimentación rara vez sería contemplado de manera positiva por pacientes o profesionales.

- Pese a los innumerables beneficios demostrados por la práctica del ayuno intermitente, todavía habría casos en los que no se debería implementar su uso; como personas con tendencia al estrés excesivo y la ansiedad (ocasionando elevaciones considerables de cortisol), mujeres embarazadas, personas con trastornos de conducta con la alimentación, mujeres con amenorrea, etc.; aunque hablaremos más detalladamente en los siguientes capítulos.

Con todo, el futuro parece prometedor y médicos de todo el mundo, rendidos ante la sólida evidencia que respalda a los beneficios del ayuno intermitente, han empezado a usar esta estrategia para mejorar la vida de sus pacientes. Prueba de ello son las miles de personas que han podido revertir sus trastornos metabólicos guiados por el nefrólogo y autor de bestsellers canadiense Jason Fung.

El doctor Fung es uno de los mayores expertos mundiales en el ayuno intermitente y las dietas bajas en carbohidratos, especialmente para el tratamiento de personas con diabetes tipo 2. Ha escrito bestsellers sobre salud (*El código de la obesidad* y *El código de la Diabetes*) y cofundó el programa *Intensive Dietary Management*.

En la actualidad, son muchos los médicos que siguen los pasos de Fung abogando por el ayuno como estrategia para combatir diferentes patologías y enfermedades.

La pregunta es: ¿para cuando tendremos finalmente un cambio de paradigma a nivel mundial?

Sea como sea, espero que la información de este capítulo te haya servido para dilucidar cualquier duda, miedo o temor infundado acerca del ayuno intermitente, y a partir de este momento puedas (por lo menos) conocer la otra parte de la moneda que, hasta el momento, nunca te habían mostrado.

Dicho esto, es hora de conocer qué tipos de ayunos existen y descubrir cuál es el que mejor se adapta a tu estilo de vida.

¿Continuamos?

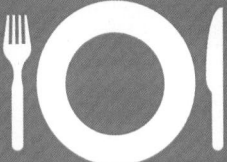

8. Tipos de ayuno

El ayuno es, y debería ser siempre, una práctica consciente de liberación que nos haga la vida más fácil y no un hábito que nos eslavice o nos genere estrés.

Marc Romera

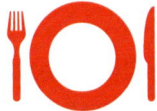

El ayuno intermitente es más que una estrategia efectiva para ganar salud o perder peso. Es un estilo de vida, un hábito o una costumbre que permite adaptarse a cada persona, atendiendo sus objetivos, necesidades o preferencias particulares. Ayunar, más que una obligación, debería ser un acto de liberación y sanación.

Lo que sucede hoy en día, sin embargo, es que del mismo modo en el que esta práctica puede resultar increíblemente beneficiosa si se implementa con coherencia y precaución, si se convierte en algo autoimpuesto, deja de presentar muchos de sus beneficios, convirtiéndose en numerosas ocasiones en una obligación que genera estrés a múltiples personas que, según parece, no han entendido lo que de verdad significa ayunar conscientemente.

Quizás gran parte de culpa de que muchas personas no terminen de adaptar esta estrategia a sus vidas es que, de entrada, se dejan guiar por aplicaciones que cuentan las horas de ayuno. Si bien es cierto que inicialmente pueda parecer una buena idea, a la larga contar las horas de ayuno con una aplicación nos esclaviza a utilizar un único protocolo o a no poder ser flexibles con la estrategia utilizada, lo cual no es el fin del ayuno.

8. Tipos de ayuno

Tampoco he apoyado nunca los retos que promueven determinados influencers, youtubers o personajes famosos a través de sus redes sociales tratando de motivar a que la gente realice ayunos prolongados de más de 24 horas (algunos incluso de 72 horas), queriendo cumplir con un reto masivo, sin supervisión de un profesional y sin una fase previa de adaptación.

Como sucede con prácticamente todo, un mal uso de cualquier estrategia haría que se perdieran muchos de sus beneficios e incluso pudiera presentar ciertas complicaciones o efectos secundarios indeseados. De ahí que sea importante realizar cada protocolo de manera medida, gradual y sobre todo coherente.

Veamos a continuación los diferentes tipos de ayuno y sus características:

Ayuno 12/12

Seguramente lo habrás implementado muchas veces, sin ser del todo consciente de que lo hacías. Consiste principalmente en extender unas pocas horas más la ventana de tiempo de ayuno que se sucede de manera natural durante el descanso nocturno, hasta completar un mínimo de doce horas. De esta manera, equilibraríamos el tiempo total de ingesta con el tiempo total de ayuno. De ahí su nombre 12/12.

Es la práctica perfecta para iniciarse con el ayuno intermitente. Puedes implementarlo de manera cómoda saltándote la cena antes de dormir, o el desayuno del día siguiente.

Ayunos 14/8 y 16/8

El ayuno de catorce horas está antes del de dieciséis y después del de doce. Fantástico para quien quiera prolongar sus horas de ayuno una vez adaptado al primer protocolo y que tal vez por motivos prácticos o psicológicos no quiera o pueda alargarlo más tiempo.

El ayuno de dieciséis horas, por su parte, es quizás el más famoso y practicado de los protocolos de ayuno. Como su nombre indica, representa ayunar dieciséis horas al día y comer en una ventana de ocho.

Se puede implementar en días alternos o incluso hay quien lo realiza todos los días como una práctica habitual más (de hecho yo soy uno de ellos). Suficiente para obtener muchos de los beneficios anteriormente mencionados.

Ayuno OMAD (One Meal A Day)

De sus siglas en inglés, el ayuno OMAD representa comer una única vez al día. Muy utilizado en el contexto religioso como el Ramadán o incluso en personas (ya adaptadas a ayunar frecuentemente) que tras una ingesta copiosa quieren maximizar los efectos del ayuno y la autofagia para favorecer un estado antiinflamatorio (especialmente en el territorio digestivo).

También conocido como ayuno 20/4 o ayuno 22/2, donde se restringe la alimentación las horas a las que su nombre hace referencia (20-22) y se come durante el resto de tiempo.

Ayuno 24 o Eat Stop Eat

Como su nombre indica, consiste en ayunar en un período de veinticuatro horas, seguido de un período de alimentación habitual (2-3 comidas). En el caso de prolongar el ayuno más allá de ese período de tiempo, estaríamos hablando de un ayuno prolongado (del cual hablaremos más detalladamente en los siguientes capítulos).

No recomiendo utilizarlo inicialmente sin una fase de adaptación previa, pues podría elevar en exceso el cortisol y comprometer muchos de sus beneficios por falta de experiencia.

Un tipo de ayuno más avanzado que busca promocionar la ruta metabólica AMPK relacionada con la autofagia, la longevidad y la salud (además de todos los procesos catabólicos).

5/2 o Ayuno en días alternos

Se come de manera habitual durante cinco días y durante dos se reducen considerablemente las calorías totales acotándolas alrededor de 500-700 calorías en una única comida.

También existe la misma variante aplicada a siete días de cada diez.

Fasting Mimicking Diet

De sus siglas en inglés FMD, que significan literalmente «dieta que simula el ayuno». Inicialmente fue propuesta por el reputado biólogo estadounidense **Valter Longo** y es uno de los protocolos de ayuno más implementados e investigados en el ámbito clínico.

Según la ciencia, la restricción de calorías o los cambios en la composición de la dieta pueden prevenir el envejecimiento prematuro y favorecer la longevidad. Sin embargo, la incapacidad de la mayoría de los sujetos para adherirse a dietas crónicas y extremas, así como los efectos potencialmente adversos de dietas hipocalóricas, limitan su aplicación. De ahí que surja la necesidad de un protocolo adaptado a ese público que pueda imitar los potenciales efectos del ayuno.

Este protocolo consiste en reducir la ingesta a menos del 30 % de las necesidades diarias (entre 500 y 800kcal calorías) durante cinco días consecutivos, una vez al mes. Se modifica además la composición de la dieta, reduciendo la ingesta de proteínas en ese período (aunque existen otras adaptaciones más cetogénicas como la propuesta por Peter Attia).

- El día 1 de la dieta proporciona 1090 kcal (10 % de proteína, 56 % de grasa, 34 % de carbohidratos). Digamos, día de adaptación.

- Los días 2-5 proporcionan 725 kcal (9 % de proteína, 44 % de grasa, 47 % de carbohidratos).

Tras mucho tiempo de investigación, la comunidad médica y la ciencia parecen haber llegado a la conclusión de que los ciclos de una dieta que imita el ayuno de cinco días son seguros, factibles y efectivos para reducir los marcadores/factores de riesgo para el envejecimiento y las enfermedades relacionadas con la edad.

Si quieres profundizar más acerca de la FMD, te recomiendo leer el libro de **Valter longo** *La dieta de la longevidad,* del cual ya se han vendido más de 300.000 ejemplares en todo el mundo.

Ayuno sin protocolo

Como su nombre indica, consiste en no seguir un protocolo específico de ayuno intermitente, realizando la primera ingesta cuando se tiene hambre, independientemente de las horas que hayan transcurrido desde la última ingesta. He de decir que habitualmente también suelo hacerlo y permite diferenciar el hambre real del hambre hedónica. Un protocolo sin horario que permite fluir y llevar a la práctica lo que representa el concepto de liberación que lleva implícito consigo la palabra ayunar.

¿Problemas con horarios de trabajo cambiantes? Quizás este sea el método que más te facilite la vida. Un día ayunas de día y al siguiente lo haces de tarde o de noche. Una semana ayunas tres días alternos y a la siguiente lo haces cinco seguidos de diferente duración. Cada cual lo implementa a su manera sin seguir un orden. Particularmente pienso que es una manera de ayunar muy similar a la del contexto evolutivo. Nuestros antepasados comían cuando podían y no contaban con una aplicación de móvil que les alertara de cuándo terminaba su período de ayuno, por lo que no seguían un patrón voluntario de abstinencia de alimento y, más bien, ayunar representaba una obligación.

Ayuno de Ramadán (islam) o ayuno Yom Kippur (judaísmo)

Ambos son ayunos religiosos donde además de no comer se abstienen de beber. Una modificación del protocolo OMAD.

En el caso del Ramadán se realiza estratégicamente el noveno mes del calendario islámico, respetado por musulmanes en todo el mundo como el mes de ayuno, oración, reflexión y comunidad. Considerado como uno de los cinco pilares del islam.

Consiste en ayunar desde el amanecer hasta el ocaso y es una práctica obligatoria para todo musulmán.

(*Fuente:* es.m.wikipedia.org/wiki/Ramadán)

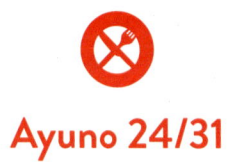

Ayuno 24/31

Muy peculiar y poco conocido. Consiste en comer de manera natural durante 24 (no seguidos) de los 31 días totales que tiene el mes y ayunar 1 o 2 días por semana, completando un total de 7 días de ayuno totales (hasta alcanzar el mes).

En la práctica representaría ayunar uno o dos días a la semana, sin un protocolo establecido durante las 4 semanas del mes.

Ayuno prolongado

Consiste en alargar más allá de las veinticuatro horas de ayuno la ventana de restricción de alimentos. Habitualmente se realiza con fines terapéuticos y suelen frecuentar entre las 36, 48 o 72 horas totales de ayuno.

Aunque su práctica es conocida por muchos, hay que tomar severas precauciones a la hora de reintroducir alimento (ventana de realimentación) para no perjudicar al sistema digestivo y evitar de este modo cualquier complicación o perjuicio. Hablaremos de ello en los siguientes capítulos.

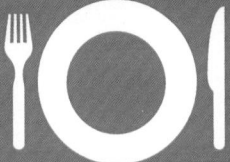

9. Ayuno intermitente vs. ayuno prolongado

Del mismo modo en que cualquier práctica en su justa medida puede resultar beneficiosa, un abuso de ayunos excesivamente prolongados puede presentar ciertas complicaciones que deberían tenerse en cuenta.

Marc Romera

Si hablamos de ayunos, es importante matizar que no es lo mismo ni se generan el mismo tipo de adaptaciones durante ayunos de hasta 24 horas, que en ayunos de más de ese período de tiempo, siendo en la mayoría de casos de hasta 36, 48 o incluso 72 horas los protocolos más utilizados y a su vez más peligrosos si no se cuenta con la supervisión de un profesional. Sin embargo, en el capítulo siguiente hablaremos del caso de ayuno prolongado más conocido y documentado hasta la fecha, protagonizado por el escocés **Angus Barbieri,** todo un héroe reconocido en el círculo de los defensores de este hábito. Pero por ahora, centrémonos en descubrir qué sucede en nuestro organismo cuando realizamos períodos de ayuno prolongado y pongamos en una balanza las ventajas y desventajas de este tipo de estrategia, para analizar con exactitud si es (o no) una opción segura para la salud.

A estas alturas, ya hemos mencionado los múltiples beneficios que el ayuno intermitente produce en nuestro organismo con el paso de las horas. Hemos hablado de longevidad, de energía y de inflamación. También hemos hecho énfasis en la mejora hormonal y metabólica e incluso en cuanto a la pérdida de peso y el sistema inmune.

Para empezar, tal y como ya hemos mencionado en el capítulo 7, al traspasar el umbral de las 24 horas de ayuno, y al haber agotado completamente nuestras reservas de glucógeno hepáticas (vale la pena recordar que el glucógeno muscular es de uso exclusivo y nunca se devuelve a la sangre para ser utilizado por otros tejidos) y al ser estas un almacén limitado de energía **(100-150 g de glucógeno hepático en un adulto medio y unos 300-400 g de glucógeno muscular),** nuestro organismo, mediante la señalización hormonal, activa de manera directa la **lipasa de triglicéridos sensible a las hormonas**, presente en abundancia en las células grasas (adipocitos), que provoca una rápida descomposición de los triglicéridos, así como la movilización de los ácidos grasos. De esta manera, **en ausencia de insulina** se utiliza la grasa de los adipocitos para obtener energía ante la falta de hidratos de carbono (tal y como promueve, por ejemplo, la **dieta cetogénica**).

Otro dato interesante a destacar es que además del período sucedido durante la ventana de ayuno en la que no ingerimos ningún alimento, probablemente, el aumento más llamativo en la utilización de la grasa se observa durante un ejercicio intenso. Este aumento es el resultado casi por completo de la liberación de **adrenalina** y **noradrenalina** desde la médula suprarrenal, debido a la estimulación simpática. Como te decía, estas dos hormonas activan de manera directa la lipasa de triglicéridos sensible a las hormonas (una enzima que permite liberar al torrente sanguíneo las grasas almacenadas), permitiendo la descomposición de triglicéridos para su transporte y su posterior uso como fuente de energía en el interior de la mitocondria celular. De hecho, en personas con elevada **flexibilidad metabólica** (recuerda el concepto del que he hablado anteriormente), a veces la concentración sanguínea de ácidos grasos libres aumenta hasta ocho veces con el ejercicio y, en correspondencia, también lo hace el consumo energético de ácidos grasos por parte de los músculos.

También vale la pena señalar que pese a que pueda describirlo como un proceso relativamente sencillo (para su entendimiento), en la práctica al menos siete de las hormonas secretadas por las glándulas endocrinas ejercen efectos significativos o incluso destacados sobre la utilización de la grasa. Además de las ya mencionadas **noradrenalina** y **adrenalina**, **el estrés** induce asimismo la liberación de grandes cantidades de **corticotropina** por la adenohipófisis, con lo que la corteza suprarrenal segrega más glucocorticoides. **La corticotropina y los glucocorticoides** activan la misma lipasa (enzima) de triglicéridos que el glucagón. Cuando la corticotropina y los glucocorticoides se secretan en cantidades excesivas durante largos períodos, como ocurre en la anomalía endocrina llamada **síndrome de Cushing,** las grasas se movilizan hasta el extremo de producir cetosis. Se dice entonces que la **corticotropina y los glucocorticoides ejercen un**

efecto cetogénico (Guyton y Hall, *Tratado de Fisiología Médica*).

La **hormona del crecimiento** posee un efecto similar, pero menor, al de la corticotropina y los glucocorticoides en la activación de la lipasa hormonosensible.

Por su parte, la **hormona tiroidea** induce una movilización rápida de la grasa, que se atribuye a un aumento global indirecto del metabolismo energético de todas las células orgánicas bajo la influencia de esta hormona.

Tampoco hay que olvidar la importancia del **glucagón** (del que ya hemos hablado) ante la ausencia de insulina en sinergia con el sistema nervioso simpático.

Una vez aclarado un poco más en detalle todo este proceso que se sucede ante la ausencia prolongada de insulina, bien sea durante el ayuno, bien durante una dieta cetogénica, o en patologías como la diabetes mellitus (de tipo 1), en el caso del ayuno (tras superar las 24 horas aproximadamente), además de las grasas, como ya hemos dicho, los cuerpos cetónicos producidos en el hígado a través de estas comienzan a incrementar sus niveles en sangre considerablemente, lo cual en ausencia de glucosa, abastece al órgano maestro: nuestro cerebro.

De esta manera, y en mayor medida según avanzan las horas de ayuno, el 90 % de las necesidades energéticas del cuerpo quedarán cubiertas con grasa y cuerpos cetónicos. Por eso se dice que el ayuno eleva la cetogénesis y resulta una estrategia complementaria ideal en personas que también realizan una dieta cetogénica, facilitando de esta manera la cetoadaptación (un concepto relacionado con toda la serie de adaptaciones fisiológicas, hormonales, bioquímicas y metabólicas que se suceden con el paso del tiempo tras implementar una dieta cetogénica).

Por otro lado, los beneficios que se suceden en mayor o menor medida ya comprobados en experimentos en animales tras varios períodos de ayuno incluyen desde el **incremento del sistema inmunológico** (desplazando las células madre de un estado latente a un estado de autorrenovación), favoreciendo la longevidad, **una evidente mejora de la funcionalidad de las células madre intestinales**, un incremento en la **autofagia neuronal**, una disminución considerable de los **marcadores de inflamación**, una mejoría también en la **tensión arterial** en personas con hipertensión, una reducción significativa del **estrés oxidativo**, hasta un exponencial aumento de los niveles de **hormona de crecimiento** (también una elevación gradual del cortisol).

Por si fuera poco, tal y como expondré al final del libro, el ayuno prolongado ha demostrado mejorar significativamente la efectividad de los tratamientos convencionales contra el **cáncer** y reducir los efectos secundarios de los mismos.

Sin embargo, **¿es seguro realizar ayunos excesivamente prolongados para todo el mundo?**

Para ofrecer una respuesta precisa, valdría la pena señalar que del mismo modo en el que cada persona es diferente y tiene unas necesidades también diferentes, factores como los **objetivos individuales** tales como querer incrementar la masa muscular o perder grasa, los **objetivos relacionados con el rendimiento deportivo**, el tipo de alimentación realizada (cetogénica, low carb, high carb, paleo, etc.), **la cantidad de ejercicio físico** (volumen, intensidad, frecuencia), la genética (somatotipo) o incluso hasta **la cantidad de masa muscular** (masa magra libre de grasa) y el **estado metabólico inicial** del sujeto son variables muy determinantes a la hora de tomar una decisión que no comprometa la salud.

Por ejemplo, en personas con **trastornos de conducta** con la alimentación (anorexia, bulimia, trastornos por atracón) **sin duda se desaconseja el ayuno de cualquier tipo,** pues podría agravar enormemente la causa principal del problema. Por otro lado, tampoco se recomienda el ayuno prolongado de más de 24 horas en personas con objetivos deportivos que requieran de un elevado flujo energético, o persigan aumentar su masa muscular, (a pesar de que veremos en siguientes capítulos atletas de élite que lo realizan sin problemas), por lo que en estos casos sus resultados podrían verse comprometidos por una excesiva hiperactivación de la ruta metabólica AMPK (recordemos que del **balance entre las rutas metabólicas mTOR/crecimiento y AMPK/catabolismo** dependerán los resultados conseguidos).

Además, en la misma línea, tampoco deberían realizar ayunos excesivamente prolongados aquellas personas que, bien por motivos emocionales (estrés psicológico) o bien por una carga de trabajo físico excesiva a través de la práctica deportiva, tuvieran niveles elevados de estrés (estrés crónico) y por tanto de cortisol, lo cual repercutiría negativamente en su estado físico y en última instancia también en su salud.

Finalmente y no menos importante, resulta oportuno recordar que los niños en edad de crecimiento tienen incrementadas sus necesidades nutricionales y energéticas, por lo que ayunar en tales casos resultaría comprometedor e incluso perjudicial.

Una vez aclarados aquellos colectivos que deben ignorar la utilización de esta práctica, también valdría la pena mencionar en este momento ciertas precauciones que deberían tener en cuenta aquellas otras personas que lo deseen implementar, minimizando cualquier perjuicio o riesgo derivado de un mal uso.

Estas son las precauciones más destacadas:

- Para empezar podríamos señalar que aunque los cuerpos cetónicos, la hormona de crecimiento y la adrenalina resulten fuertemente anticatabólicos (evitan la pérdida de tejido muscular), **no conviene ignorar la importancia que tiene** el hábito de realizar con determinada frecuencia un correcto **entrenamiento** (preferiblemente de fuerza con el uso de cargas) a la hora de minimizar la pérdida de masa muscular durante períodos de ayuno. Tal y como hemos visto, este hábito guardaría una cierta coherencia con lo que vinieron haciendo nuestros antepasados, durante gran parte de nuestra evolución como especie, cuando cazar (en ayunas) era más una obligación de supervivencia que una opción.

- Tampoco podemos olvidar el papel crucial que desempeña la hidratación y la mineralización durante la ventana de ayuno (y más al tratarse de ayunos prolongados), al verse consecuentemente incrementadas nuestras necesidades de agua y electrolitos (sodio, magnesio, potasio...) para minimizar el riesgo de efectos secundarios indeseados, tales como hipotensión, dolores de cabeza, pérdida de energía, deshidratación, calambres musculares, mareos, náuseas, etc. (hablaremos más detalladamente de ello en los capítulos once y catorce). En ese sentido, de igual modo es importante prestar atención a la temperatura ambiental, siendo las etapas de mayor calor durante el verano, con los estados que implican un mayor riesgo de deshidratación.

- Además, como consejo personal en el caso de que alguien quisiera implementarlo con fines de salud (promocionar la autofagia), recomendaría hacerlo en períodos donde no existiera una carga de estrés emocional excesiva y preferiblemente la persona se encontrara, por ejemplo, de vacaciones o relajado/a para minimizar las repercusiones negativas y el impacto de la hormona cortisol.

- También recordaría casi de manera obligatoria que nadie debería realizar un ayuno prolongado sin una previa adaptación a ayunos más moderados de dieciséis, veinte, o veintidós horas sin sufrir ningún efecto secundario.

- Por último y para concluir, siempre aconsejo contactar con un profesional de salud y/o un médico que entienda y evalúe todo el conjunto de necesidades que tenga la persona que desee iniciarse en esta práctica y que pueda realizar un chequeo médico completo antes de tomar una decisión. Conviene recordar que cuando se trata de salud, siempre vale más prevenir que curar.

Una vez mencionados los beneficios del ayuno intermitente, las adaptaciones metabólicas que se suceden tras su práctica, las diferencias entre el ayuno intermitente y el ayuno prolongado y haber recordado qué público debería ignorar la práctica de esta fantástica estrategia, además de las precauciones a considerar (sobre todo en ayunos prolongados o en persona deportistas), ahora toca conocer el caso de ayuno prolongado más largo jamás documentado. Hablamos de Angus Barbieri.

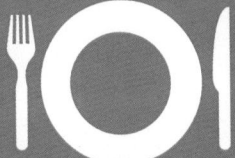

10. El caso de Angus Barbieri

Inicialmente, mis problemas de peso me hicieron plantearme tan solo un ayuno corto de unos pocos días. Sin embargo, a medida que pasaba el tiempo y me iba encontrando mejor, decidí alargarlo hasta alcanzar mi peso ideal.

Angus Barbieri

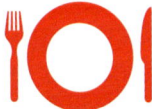

A lo largo de la historia de la humanidad, han sido muchas las personas y celebridades históricas que ayunaron para reivindicar el cumplimiento de algún derecho social o alguna ideología política. Prueba de ello fueron Mahatma Gandhi, Barry Horne, Domitila Barrios, Franklin Brito o Guillermo Fariñas. Todos ellos ayunaron al extender por un tiempo muy prolongado (algunos de hasta varias semanas) sus huelgas de hambre. Hasta el propio Moisés ayunó, según cuenta la Biblia, cuarenta días y cuarenta noches.

Sin embargo, mucho más allá de un gesto social reivindicativo o un acto de sacrificio o autosanación, no sería hasta el 25 de junio de 1964 cuando la historia de la medicina pudo documentar el caso de ayuno prolongado más largo jamás llevado a cabo. Hablamos del caso del escocés Angus Barbieri, quien a pesar de su temprana edad (27 años), sufría una obesidad tan severa que le llevó a alcanzar un peso de 207 kg. Fue de hecho el propio Angus quien se registró voluntariamente en el hospital Mary-Field de Escocia para, tras realizar toda una serie de análisis y exámenes médicos previos, empezar un tratamiento poco habitual que pudiera ayudarle a revertir su obesidad.

Acompañado por un equipo profesional de médicos, Angus decidió experimentar la alternativa propuesta por aquel grupo de especialistas que consistía básicamente en la privación de la ingesta de alimentos sólidos con el fin de reducir el tamaño del estómago y combatir asimismo aquel hambre voraz.

Inicialmente el ayuno duraría unos pocos días y sería controlado y monitoreado en todo momento, para minimizar cualquier perjuicio que sucediera a lo largo de aquel espacio de tiempo. Además, se le permitió a Angus el suministro de líquidos no calóricos y soluciones de vitaminas y minerales. Lo que ocurrió a partir de entonces entró a formar parte de la historia de la literatura médica.

Al cabo de unos pocos días y para sorpresa de muchos médicos, Angus se sentía increíblemente bien y con mucha energía, lo cual le condujo a proponer alargar aquel experimento unos pocos días más. A medida que transcurría el tiempo y bajo la sorpresa de todo el equipo técnico, Angus decidía continuar alargando sus ayunos de manera voluntaria, sin que su salud reflejara síntomas de desnutrición que tuvieran que poner fin con aquella estrategia.

Durante todo el proceso, el paciente escocés tuvo que someterse a chequeos regulares, muchos de ellos durante noches enteras en el hospital, manteniendo su hidratación a través del consumo de agua con y sin gas, café, té y suplementos de electrolitos.

Finalmente el tiempo pasó, y desde que dio inicio con aquel experimento un día cualquiera de junio de 1964, hasta un 11 de julio de 1965, donde realizó su primera ingesta y puso fin al caso de ayuno prolongado más largo de la historia, habían pasado nada más y nada menos que 382 días y su nuevo peso tras perder 125 kg se situó en 82 kg. Sin duda un hito sorprendente para Angus y para la medicina.

Lo más sorprendente es que Angus no volvió a recuperar el peso perdido por el ya tan conocido por todos «efecto rebote» y no presentó ningún efecto secundario significativo tras aquella práctica.

¿Cómo lo consiguió?

Quizás lo más probable sea que Angus —igual que cientos de miles de personas hoy en día en todo el mundo— se dejó llevar por la magia del ayuno y se benefició de todas sus adaptaciones y respuestas metabólicas, dejando de creer en falsas esperanzas de médicos que tras escudarse en aquello de «comer menos y moverse más» nunca consiguieron garantizar resultados duraderos a largo plazo.

Porque el ayuno es así. Es una herramienta increíble, un protocolo fantástico, una estrategia infalible o un hábito inmejorable que siempre ha estado ahí para poder hacer uso de él. Sin embargo nunca ha interesado promover su uso para favorecer la salud y la longevidad porque al fin y al cabo, como la gran mayoría de cosas en esta vida moderna, no genera cuantiosas sumas de dinero que beneficien a multinacionales o grandes industrias como la alimenticia o la farmacéutica.

Piénsalo. Por duro que resulte o por conspirador que parezca, que tú te pases el día comiendo, dependiendo de tu siguiente ingesta para tener energía, le beneficia a mucha gente. Que tú caigas enfermo, tengas que acudir al médico constantemente y te gastes gran parte de tu sueldo en medicamentos, también le beneficia a mucha gente. Si consumes, compras. Si compras, gastas y si gastas les enriqueces. Imagina cuánto dinero (y tiempo) te ahorrarías si no tuvieras que depender constantemente de la comida. Imagina reservar hoteles en cualquier lugar del mundo sin tener que pagar el desayuno. Imagina la cantidad de gente que saldría perjudicada si de pronto dejaras de comprar cereales de desayuno, leche, zumos de frutas, bollería industrial, tostadas, mermeladas, bizcochos, pan y un largo etcétera.

¿Acaso crees que es casualidad que detrás de las grandes asociaciones mundiales que tanto dicen defender la salud estén los consejeros delegados de multinacionales que inventan las directrices oficiales y las recomendaciones gubernamentales para que tú creas que «el desayuno es la comida más importante del día»?

¿Quién crees que diseña las campañas publicitarias detrás de las recomendaciones oficiales de comer cada tres horas para «tener energía»?

Algo no funciona. Cuando tienes cinco minutos de tu tiempo y lo dedicas como yo a googlear en busca de datos oficiales que relacionen la salud con nuestros hábitos alimenticios, verás que llevamos muchos años equivocándonos y mirando hacia otro lado. Cuando tú mismo veas que ya hay más personas con sobrepeso en todo el mundo que personas con desnutrición, entenderás que no vamos por buen camino.

¿De quien es la culpa?

Quizás todos deberíamos tomar la iniciativa y en lugar de delegar nuestra salud a las recomendaciones nutricionales obsoletas y a la infame pirámide nutricional impuesta por el departamento de agricultura de los Estados Unidos en 1992 —que solo promueve el consumo de harinas, cereales, pan y sus derivados para enriquecer sus bolsillos a costa de tu salud—, hacernos responsables de nuestras decisiones con cada acción y cada hábito que implementáramos.

Insisto, quizás pueda sonar conspirador, sin embargo déjame hacerte una pregunta:

¿Que hoy en día mueran más de 2,8 millones de personas en todo el mundo a causa de la obesidad y el sobrepeso no es un dato lo suficientemente escalofriante como para que al menos te plantees (igual que lo hice yo) que algo falla?

En 2016, más de 1900 millones de adultos tenían sobrepeso y más de 650 millones eran obesos (datos oficiales de la OMS).

Piénsalo:

¿No te parece que sus recomendaciones han quedado obsoletas?

Durante más de medio centenar de años y desde que demonizaran injustamente a las grasas como las «malas de la película», hemos hecho caso a las recomendaciones oficiales que se basaban en que la dieta idealmente saludable debía contener aproximadamente entre un 55-60 % del total energético en forma de carbohidratos, un 30 % de grasas y un 15 % de proteínas. Además debemos comer cada tres horas y nunca, bajo ningún concepto (según ellos), debemos ayunar.

¿El resultado? Un desastre en toda regla. Parece que (salvo algunas excepciones donde escasea el alimento) hoy en día las enfermedades derivadas del sobrepeso y la obesidad estén acechando a la vuelta de la esquina de cada hogar moderno. Así que o bien nos damos cuenta y decidimos reaccionar y hacer algo al respecto, o bien miramos hacia otro lado como hemos venido haciendo durante todo este tiempo, acrecentando el número de enfermos en todo el mundo.

Por eso no quieren que sepas que tienes al alcance de tus manos una estrategia increíblemente efectiva (y barata) para revertir la situación, porque de ser así todo su chiringuito afianzado en mentiras e ineficientes directrices se desmoronaría.

Mientras escribo estas líneas, en España son tan largos los tentáculos de las grandes multinacionales detrás de los gobiernos que promueven el viejo dogma, que desde los medios televisivos infunden miedo al público general arremetiendo contra el ayuno con argumentos tan banales como que existe un interés colectivo oculto detrás de los profesionales que defendemos esta práctica. Incluso una conocida cadena de televisión, recientemente publicó un reportaje con el título «La dieta del ayuno intermitente: el negocio de no comer».

Pero todos sabemos a estas alturas qué clase de argumentos se esconden detrás de ese título sensacionalista. **Ninguno**. Y digo ninguno porque como ya te he explicado a lo largo de este libro, el ayuno no es ninguna dieta y tampoco es un negocio.

¿Acaso alguien puede decirme en qué nos beneficiamos los profesionales que defendemos esta estrategia, por cierto gratuita? ¿No será que si no desayunas y tomas un delicioso e hiperpalatable *snack* a media mañana, las cifras de pérdidas que generaría ese hecho en todo el mundo resultarían extremadamente importantes para su sostenibilidad?

Si aun así no me crees y sientes cierta desconfianza o escepticismo acerca del ayuno, entonces te motivo a que veas tú mismo el documental y escuches las recomendaciones de uno de los principales nutricionistas (que por motivos de protección, no detallaré) donde aconseja comer incluso hasta seis o más ingestas y promueve un desayuno basado en pan, cereales, tostadas y otros productos ricos en carbohidratos. ¿El dato curioso? Buscando el currículum de ese profesional, en Google (al alcance de todos), uno se da cuenta de que trabajaba para Nestlé, recibiendo (se intuye) una nómina a final de mes con el fin de continuar promoviendo tales recomendaciones. Un dato muy esclarecedor.

El dinero manda. Esto no es ninguna novedad. De hecho en la década de los 50 y los 60, varios científicos (lo admitieron recientemente) recibieron generosas sumas de dinero por parte de la industria azucarera (algunas de hasta 50.000$) por mirar hacia otro lado y culpar a las grasas de ser perjudiciales para la salud y omitir la relación entre el azúcar y las enfermedades cardíacas. Hoy en día, por suerte, la gente empieza a leer y muchos profesionales a rectificar. Se han dado cuenta de que toda esta obra teatral que han venido manteniendo durante tanto tiempo tiene por fin una fecha de caducidad. Ya no pueden silenciar más su conciencia. Ya no pueden continuar engañando a más gente.

El ayuno ha vuelto para quedarse definitivamente y esta vez, son demasiadas las personas que día a día se suman a la práctica de este maravilloso hábito, como para silenciarlas con sus portadas sensacionalistas o sus reportajes sesgados. Ya no les quedan argumentos, y por fin podemos decir que la verdad siempre sale a la luz.

Dicho esto, y una vez terminada esta breve reflexión, pongámonos ahora en mayor profundidad con las precauciones y medidas que debemos tomar para romper el ayuno de manera segura y efectiva. Qué me dices, ¿continuamos?

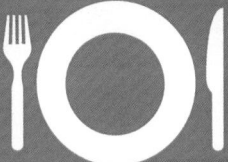

11. Cómo romper el ayuno de manera segura

Realizar un período de ayuno voluntario para comer cualquier cosa durante la ventana de alimentación, ocasionando inflamación, resulta contrario a lo que se pretende al utilizar esta estrategia.

Marc Romera

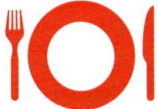

Cuando hablamos de romper el estado de ayuno de una forma segura y eficaz, por norma hacemos alusión a toda aquella clase de ayunos prolongados que se extienden más allá de las primeras dieciséis, dieciocho o incluso veinticuatro primeras horas. Por eso, antes de dar comienzo con las precauciones y consejos que debemos implementar en tales casos, vale la pena matizar que generalmente, durante los ayunos de corta o moderada duración, cuando una persona ya ha realizado una fase de adaptación previa a esta estrategia, no es necesario tomar precauciones especiales. Eso sí, siempre y cuando se aseguren de comer en un entorno agradable, tranquilo y sin estrés para evitar elevar excesivamente el sistema nervioso simpático y por lo tanto, comprometer la digestión de alimentos y la absorción de algunos nutrientes. En cuanto a la elección de alimentos que perpetúen muchos de los beneficios obtenidos a través del ayuno, hablaremos más detalladamente en los futuros capítulos.

Una vez aclarado esto, y en el caso de ayunos más prolongados (más de veinticuatro horas de duración), las prioridades al romper el ayuno deberían ser fundamentalmente las siguientes:

- Minimizar cualquier riesgo que pudiera suceder durante la ventana de realimentación y asegurar la integridad de la salud como premisa principal.

- Potenciar y perpetuar muchos de los beneficios del propio ayuno a través de la elección correcta de determinados alimentos que promuevan las mismas adaptaciones (o similares) que este protocolo.

- Asegurar el aporte correcto y balanceado de nutrientes esenciales que sin generar un fuerte estrés digestivo producido por el acto de comer una gran cantidad de alimento, cubran las necesidades individuales de la persona que implemente el ayuno.

- Planificar los mejores alimentos con los que romper el ayuno.

Cumpliendo tales indicaciones, nos aseguraremos cubrir nuestros requerimientos nutricionales, nuestra demanda energética y favorecer y propiciar un estado de salud y equilibrio metabólico minimizando y/o previniendo cualquier efecto secundario indeseado.

También deberíamos recordar que ante todo, el ayuno debe adaptarse a cada persona (y no al revés), no queriendo prolongar la duración del ayuno en el caso de sentir cualquier efecto indeseado a través de su práctica. Con todo el mensaje debe ser claro y conciso: no olvidemos que como seres humanos e independientemente de tener todos la misma fisiología, nuestras necesidades, preferencias y objetivos son distintos en cada uno de nosotros, por lo que no tiene sentido ayunar por competir para demostrar quién extiende un mayor número de horas la ventana de ayuno. Tampoco tiene sentido depender de una aplicación que indique el inicio o el fin de esta estrategia. Esto sería una ridiculez y haría que perdiéramos esa conexión consciente con nuestro cuerpo, privándonos de una de las principales ventajas de este protocolo que representa la diferenciación entre hambre hedónica y el hambre real, garantizando con el paso del tiempo la liberación de la dependencia por la comida.

Una vez aclarado lo anterior, una de las recomendaciones principales más extendidas en el círculo profesional y que por norma perpetúa o contribuye a extender muchos de los beneficios del ayuno es sin duda seguir una dieta cetogénica.

¿Por qué?

Para los que no conozcan qué es una dieta cetogénica les diré que es un tipo de alimentación donde se minimiza el consumo de carbohidratos a un 5 % por lo general (o menos de 50 g de hidratos de carbono al día) del total energético y donde el aporte principal de energía y nutrientes viene dado a través de un mayor consumo de grasas (70 %) y un aporte moderado de proteínas (25 %); aunque esto es muy individual y tiene muchos matices.

Con este tipo de alimentación, de la que hablaré detalladamente más adelante, se consiguen muchos beneficios ocasionados por la elevación de cuerpos cetónicos por parte del hígado a través de las grasas, los cuales resultan análogos a los del ayuno intermitente como:

- Mayores niveles de energía.
- Reducción en los marcadores de inflamación (menor estrés oxidativo).
- Producción de cuerpos cetónicos (cetogénesis).
- Equilibrio hormonal y metabólico.
- Mayor sensibilidad a la insulina y flexibilidad metabólica.
- Uso de grasas como fuente energética.
- Mejor gestión del hambre y la saciedad.

Por todo ello resulta fundamental elegir bien la clase de alimentos con los que vamos a iniciar esa segunda fase de realimentación tras un ayuno prolongado e incluso preparar el entorno digestivo a través de la inclusión de especias, plantas o suplementos indicados para apoyar una correcta digestión de alimentos y absorción de los nutrientes, minimizando de este modo cualquier perjuicio provocado por un estrés digestivo indebido tras una comida copiosa.

Mi recomendación es la siguiente.

20 minutos antes de romper el ayuno

Objetivo: preparar el entorno digestivo y minimizar la inflamación, al mismo tiempo que contribuimos al control glucémico y al equilibrio energético.

Brebaje de un vaso de agua con:

- **Limón exprimido**: facilita la producción de enzimas digestivas por parte del páncreas, ayuda a equilibrar el PH del estómago, estimula la producción de ácidos biliares (intervienen en la descomposición de las grasas), activa el tránsito intestinal, contribuye a la digestión, combate el estreñimiento.

- **Jengibre**: alivia las náuseas, favorece la absorción de nutrientes, previene la inflamación digestiva, refuerza el sistema inmunológico, etc.

- **Cúrcuma**: potencia el sistema inmune, contribuye a la digestión de alimentos facilitando el trabajo enzimático, favorece el equilibrio de la microbiota, etc.

- **Canela**: favorece la sensibilidad a la insulina, previene y combate trastornos digestivos como gases, problemas espasmódicos, etc. y ayuda en el tratamiento de la diarrea, debido a su efecto antibacteriano, antiespasmódico y antiinflamatorio, disminuyendo los niveles de glucemia y previniendo la inflamación.

- **Vinagre de sidra de manzana puro, sin destilar, preferiblemente de producción ecológica:** mejora la sensibilidad a la insulina, contribuye al control glucémico y contiene una gran cantidad de probióticos.

- **1 pizca de sal del Himalaya, céltica, kosher o sal marina:** contribuye a la rehidratación y reposición de electrolitos importantes como el sodio, el magnesio o el potasio, a la vez que evita bajadas de tensión, dolores de cabeza, mareos u otros efectos indeseados asociados a la pérdida de minerales.

- **Pimienta negra**: la combinación de la cúrcuma y la pimienta negra presenta un gran contenido en sustancias antioxidantes que protegen nuestras células frente al envejecimiento, pueden mejorar nuestra memoria y ayudar a proteger nuestro organismo frente al envejecimiento.

Inicialmente, y tal y como suele suceder con los nuevos hábitos, quizás no resulte del todo agradable al paladar (aunque esto es muy personal), sin embargo con el suficiente tiempo de adaptación, los beneficios de este «brebaje» pueden resultarnos muy positivos de cara a facilitar la salida de la ventana de ayuno, especialmente para el sistema digestivo.

Por otra parte, también pueden contribuir beneficiosamente a la correcta digestión de los alimentos y asimilación de los nutrientes los siguientes suplementos nutricionales:

- **Betaína HCl**: comúnmente indicada para ayudar al sistema digestivo, por aumentar la producción de ácido clorhídrico, evitando una afección conocida como hipoclorhidria. Un ácido muy importante para la degradación de los alimentos en el estómago. Además la betaína protege las células de estrés y actúa como donador de metilo favoreciendo el metabolismo hepático de proteínas y grasas. Se recomienda complementar en casos de homocisteinemia elevada. También reduce la acumulación de grasa en el hígado y está especialmente indicada en hígado graso no alcohólico y cirrosis hepática.

- **Enzimas digestivas:** facilitan la descomposición de los hidratos de carbono (amilasas), las proteínas (proteasas) y las grasas (lipasas). Las enzimas digestivas son las que rompen los polímeros presentes en los alimentos de las moléculas más pequeñas para que puedan ser absorbidas con facilidad.

- **Menta piperita:** una planta que previene y reduce las flatulencias, los cólicos, la acumulación de gases, contribuye a la digestión, alivia los síntomas del colon irritable, aumenta la producción de bilis y es un gran antiséptico. Considerada la planta de la buena digestión por excelencia, la menta piperita tiene propiedades antiespasmódicas y estimula las secreciones digestivas.

- **Orégano:** contribuye a la digestión y es muy utilizado en el tratamiento de trastornos en el tracto gastrointestinal. Reduce la inflamación, previene el hinchazón abdominal tras una ingesta copiosa, previene la diarrea y posee un poderoso efecto antimicrobiano. Además resulta un prodigioso agente antiséptico y digestivo.

- **Pro y prebióticos:** los probióticos son alimentos o suplementos que contienen microorganismos vivos destinados a mantener o mejorar las bacterias «buenas» (microbiota normal) del cuerpo. Los prebióticos, por su parte, son alimentos (generalmente con alto contenido de fibra) que actúan como nutrientes para la microbiota humana. Los prebióticos se utilizan con la intención de mejorar el equilibrio de estos microorganismos.

Los probióticos se encuentran en alimentos como el yogurt, los encurtidos, el kéfir, el vinagre y el chucrut. Los prebióticos se encuentran en alimentos como los granos integrales, los plátanos, las hortalizas de hoja verde, las cebollas, el ajo, la soja, los tubérculos y las alcachofas. Además, se agregan probióticos y prebióticos a algunos alimentos y están disponibles como suplementos alimentarios. Recuerda que una microbiota saludable es sinónimo de salud.

Una vez mencionados los suplementos nutricionales de apoyo para el aparato digestivo, si bien es importante preparar el entorno digestivo antes de romper un ayuno, no lo es menos asegurar un correcto aporte de minerales y agua, al mismo tiempo que lógicamente eliminamos completamente todos aquellos productos y alimentos que podrían ocasionar inflamación, tales como: **pastas, arroces, pan, productos procedentes de harinas blancas refinadas, productos con gluten, cereales, lácteos, legumbres, etc.**

Quizás una buena manera de romper el ayuno o incluso un buen consejo para incorporar durante la ventana de ayuno (prolongado), en forma líquida, sería añadir una buena taza de **caldo de huesos.** Si bien se ha demostrado que interfiere (mínimamente) en el ayuno, en la práctica es insignificante y los pros de añadirlo superan con creces los contras.

El caldo de huesos es un alimento que se remonta a tiempos prehistóricos cuando la carencia y escasez de nutrientes motivaba a nuestros antecesores los cazadores-recolectores a aprovechar todas las partes del cuerpo animal, realizando una preparación líquida caliente con los huesos de sus presas. Por otro lado, esta bebida puede ayudarte a reducir la permeabilidad de tu pared intestinal garantizando además un aporte considerable de electrolitos, colágeno y glicina. Es muy fácil de hacer y representa una alternativa segura y eficiente de romper el ayuno que sin lugar a dudas, deberías tener en cuenta.

Otra de las recomendaciones que nadie debería pasar por alto es que, a la hora de romper el ayuno y realizar una ingesta sólida, el tiempo de masticación y deglución de los alimentos sin duda resulta muy importante. Como te decía al inicio de este capítulo, todo lo que podamos hacer para comer de una manera tranquila y consciente, minimizando la posible inflamación postprandial, resultará beneficioso para nuestra salud.

Si vamos a hablar de alimentos, como te decía recientemente, mi recomendación es que elijas **alimentos reales, saciantes y muy densos en nutrientes esenciales** como todas **las carnes** (aunque vigila con la carne roja si tienes problemas digestivos por su elevado contenido en grasa, que puede causar una digestión más pesada, aunque aporte mayor saciedad), todos **los pescados** (especialmente los azules ricos en ácidos grasos omega 3), algunas fuentes de grasas monoinsaturadas beneficiosas y saludables como **el aguacate, las aceitunas, el aceite de oliva virgen extra** (prensado en frío), o saturadas de origen vegetal como **el aceite de coco**. También una gran parte de **quesos** (prestando atención a la cantidad, dado que en exceso también pueden resultar inflamatorios) y por supuesto los **huevos** y todos los **vegetales** (si tienes alguna patología digestiva, también te recomiendo moderar su consumo en crudo e incluirlos cocidos o al horno). Sin duda alimentos que, además de contener una gran cantidad de nutrientes esenciales e imprescindibles para tu salud, minimizarán la elevación de la insulina (que además de su función en el almacenamiento y equilibrio energético resulta inflamatoria) y propiciarán un aporte de energía más estable durante las horas siguientes a la digestión debido a su contribución en el control glucémico (mayor equilibrio en los niveles de glucosa en sangre).

También otra circunstancia a tener en cuenta, de la que nadie habla y a la que deberíamos prestar una especial atención tras ayunos muy prolongados, es el **síndrome de realimentación** (SR), un trastorno de grave peligro para la salud y para la vida. Consiste en un estado clínico y metabólico que puede ocurrir en personas que sufran grave desnutrición a la hora de realimentarse de nuevo tras un extenso período de inanición. La principal característica del cuadro clínico de síntomas relacionados con el SR sin duda es la **hipofosfatemia,** que se caracteriza por alteraciones del balance de fluidos y electrolitos, cambios en el metabolismo de los macronutrientes y deficiencia de tiamina, **hipocalemia** (descenso de potasio) e **hipomagnesemia** (descenso de magnesio). Nada que no pueda evitarse con el aporte de minerales a través de una bebida con electrolitos durante el ayuno, o simplemente el uso de sal del Himalaya adicionada a una buena cantidad de agua. En cualquier caso, la máxima recomendación respecto al ayuno prolongado es hidratarse debidamente minimizando cualquier perjuicio que implique un riesgo para la salud y evitando de cualquier forma el ayuno seco.

Finalmente, y de manera resumida y ordenada, estas resultarían las indicaciones correctas a la hora de romper el período de ayuno prolongado con seguridad:

1. Beber una gran cantidad de agua y reponer los minerales perdidos a través de la orina ocasionados por la propia diuresis producida durante el ayuno.

2. Preparar el entorno digestivo para minimizar cualquier estrés o inflamación provocados por una comida abundante y facilitar a través de especias y/o suplementos específicos la digestión y absorción de nutrientes.

3. Eliminar toda aquella clase de alimentos inflamatorios y elegir alimentos reales, saciantes

y de elevada densidad nutricional que cubran nuestras necesidades y requerimientos individuales, tanto a nivel nutricional como energético.

4. Por último, minimizar el impacto de la insulina (principal hormona anabólica encargada del equilibrio y almacenamiento energético) y prolongar (por ejemplo a través de una dieta cetogénica) muchos de los efectos beneficiosos que podemos obtener de esta práctica bien gestionada.

Pero Marc, ¿se puede tomar algo después de las ingestas?

Después de las comidas principales, siempre resulta positivo y me gusta abogar por la inclusión de tés o infusiones que contribuyan precisamente a facilitar la digestión. Estas son algunas de las más interesantes:

- **Infusión de anís verde y manzanilla:** ayuda a una buena digestión, calma y reduce la ansiedad, combate el estrés, ayuda al control glucémico, refuerza el sistema inmune, ayuda a tratar heridas de la piel, alivia los dolores menstruales, combate la sensación de pesadez digestiva, etc.

- **Infusión de hinojo:** Esta planta es un buen tónico para la digestión (aumenta las secreciones gastrointestinales), carminativo (reduce la producción de gases), calmante intestinal (elimina los cólicos) y estimula los movimientos naturales del intestino.

- **Infusión de boldo:** tiene un efecto diurético, por lo que te ayuda a eliminar líquidos y depurar tu cuerpo de toxinas.

- **Infusión de alcachofera:** aumenta la expulsión y fluidez de la bilis, facilitando la descomposición de las grasas. Por eso es ideal para tratar las digestiones lentas que provocan pesadez, distensión abdominal y flatulencias. Se preparan sus hojas en decocción.

- **Infusión de hierba luisa:** esta planta, tomada en infusión, es considerada un tónico estomacal eficaz para evitar flatulencias, digestiones lentas y espasmos gastrointestinales. Su sabor alimonado y fresco la hace muy apetecible.

- **Infusión de menta**: tiene un efecto relajante en los músculos del sistema digestivo, siendo indicado para problemas gastrointestinales, ayuda a combatir todo tipo de fiebres, resfriados y tos, alivia gases y flatulencias, previene mareos y su contenido en mentol actúa como sedante natural.

Una vez dicho esto, pasemos ahora a responder quizás a una de las preguntas más recurrentes respecto al ayuno intermitente, aunque ya hayamos resuelto ciertas dudas al respecto a lo largo del libro.

¿Qué rompe el ayuno y qué no?

Sigamos…

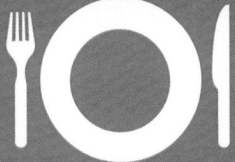

12. ¿Qué rompe el ayuno y qué no?

*La filosofía del ayuno nos llama a conocernos
a nosotros mismos, a ser dueños de nosotros mismos
y a disciplinarnos de la mejor manera para liberarnos.
Ayunar es identificar nuestras dependencias
y liberarnos de ellas.*

Tariq Ramadán

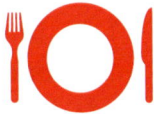

La pregunta «¿qué tomar durante un ayuno?» parece absurda. Por definición, ayunar implica no comer. Sin embargo, debemos entender que los beneficios del ayuno no son binarios, son graduales.

Si toleras bien los ayunos sin tomar nada, relegándolo solo al acto de beber agua, enhorabuena, puedes saltarte este capítulo. Sin embargo, si eres de esa clase de personas que necesitas llevarte algo a la boca para hacerlo más llevadero o mejorar tu adherencia, entonces vale más que hablemos de algunas cuantas estrategias y bebidas para incluir durante tu ventana de ayuno. No obstante, reducirlo todo a si interfiere o no interfiere en el ayuno no creo que sea la visión acertada, pues existen ciertas bebidas que pese a romper (en lo estricto de la palabra) el ayuno, pueden aportarnos otros muchos beneficios, y más cuando además de implementar este protocolo, también realizamos una dieta cetogénica. Recuerda que es mejor obtener el 80 % de los potenciales beneficios del ayuno que el 0 % por intentar hacerlo perfecto y abandonar con intentos fallidos.

A lo largo de este libro hemos hablado de autofagia y de rutas metabólicas que actúan balanceando el metabolismo hacia un estado de anabolismo o crecimiento (mTOR) o hacia un estado de catabolismo o degradación (AMPK). Es importante de entrada comprender muy resumidamente estos conceptos para entender qué sucede durante el ayuno con la entrada de ciertos nutrientes o calorías y cómo afecta todo ello a la autofagia (recordemos, uno de los principales beneficios de este fantástico hábito).

La autofagia es un proceso tremendamente complejo que está mediado en gran parte por la ruta metabólica AMPK, una especie de sensor de energía celular. El ayuno (o lo que es lo mismo la ausencia de nutrientes y calorías) activa este interruptor metabólico, disparando procesos de ahorro y reciclaje. Aunque el ayuno es el principal impulsor de la autofagia, no podemos olvidar que también lo es el ejercicio, especialmente el de alta intensidad, por lo que para aquellas personas que deseen amplificar sus beneficios, combinar ambas estrategias sin duda sería algo a tener en cuenta.

La contraparte de la **AMPK** es la mTOR, una proteína ligada con el crecimiento y desarrollo, importante por ejemplo para ganar masa muscular. La **mTOR** es señalizada principalmente por la hormona **insulina, la IGF-1 y la hormona de crecimiento** (GH). Esto es importante para entender que por lo tanto los carbohidratos son el «alimento» que libera en mayor medida la insulina. Todo ello quiere decir que de entrada, si el ayuno busca promocionar la autofagia, relacionado con la ruta metabólica AMPK, la sola entrada de nutrientes procedentes de cualquier alimento, especialmente de carbohidratos, interrumpirá instantáneamente este proceso y por tanto interferirá con el ayuno, por lo que sería sensato que si estabas pensando en incluir un «poquito» de leche junto con tu café o té de la mañana, te replantearas la idea.

Así pues, de manera general podemos decir que tanto el mTOR como la AMPK son necesarias, y nuestra salud depende de su equilibrio. Este equilibrio se dio de manera natural durante toda la historia de la humanidad, donde se alternaban períodos de abundancia de comida con momentos de escasez. El entorno moderno, por el contrario, genera una expresión excesiva de mTOR e inhibe la AMPK, contribuyendo a todas las enfermedades crónicas conocidas.

A estas alturas del libro, ya hemos visto como ayunar reduce los niveles de inflamación, disminuye también los niveles de insulina y por tanto la glucemia y presenta muchos otros beneficios como la reparación del territorio digestivo, mediados en cierto modo por la autofagia. Prestar atención a ese detalle nos hará conscientes de la importancia de no introducir (a largo plazo) nada que pueda interferir con tan beneficioso proceso.

Para ser precisos, no hay un nivel determinado de calorías que inhiba automáticamente estos beneficios, y el efecto dependerá también del tipo de alimento y de la cantidad. Lo sensato es atender siempre al principio de individualidad. Tal vez un culturista de más de cien kilogramos o un triatleta de élite pudieran tomar una bebida con 100 ml de leche y no interrumpir durante demasiado tiempo la autofagia, sin embargo ¿quién de los que está leyendo es un deportista o culturista de élite?

Cuando comemos, en mayor o menor medida estimulamos la insulina, por lo que tal y como acabamos de ver al inicio, lo sensato es alejarse de cualquier otra bebida que no sea agua durante nuestra ventana de ayuno. Ahora bien, la pregunta interesante que podríamos hacernos es:

Si prácticamente cualquier elevación de energía o entrada de nutrientes interrumpe el ayuno, ¿qué otros beneficios podría haber de tomar otras bebidas?

Al parecer la respuesta a esa pregunta, como siempre digo en los post de mis redes sociales, vendrá determinada por el contexto. Es decir, si bien técnicamente beber agua es el único líquido que no interrumpe la autofagia, existen otras bebidas que, como el té o el café, ¡realmente son amplificadoras de la autofagia! (https://pubmed.ncbi.nlm.nih.gov/24769862/)

Si hilamos fino, incluso la adición de especias como la cúrcuma o el jengibre lo hacen! (adjuntaré los enlaces al final del libro), por lo que tal vez no exista un único camino «para llegar a Roma» y no ser tan reduccionistas puede jugar aquí muy a nuestro favor.

Por otro lado, el famoso «**bulletproofcoffee**» (original de Dave Asprey), que simplemente consiste en adicionarle al café de la mañana una cucharada de mantequilla, ghee, nata, aceite de coco o incluso aceite de MCT (o una mezcla de todas ellas), tan popularizado en los últimos tiempos por el auge de la dieta cetogénica, también podría aportarnos significativos beneficios pese a interrumpir el ayuno, tales como una mayor adherencia en períodos de adaptación al ayuno, una elevación considerable de energía o incluso (y aquí viene lo mejor) acelerar la cetogénesis (producción de cuerpos cetónicos).

Además, de modo análogo, también resultaría interesante añadir, durante las primeras semanas de inclusión de esta herramienta en personas que les cueste beber agua durante la ventana de ayuno, alguna taza de caldo de huesos (ya lo nombramos en el capítulo dedicado a los ayunos prolongados).

En resumen, aquí están algunas propuestas a considerar durante el ayuno, dependiendo de tus preferencias y necesidades individuales y atendiendo a lo anterior:

- **Agua o agua con gas** (puedes añadir mínimamente unas rodajas de limón si lo prefieres): probablemente la ideal.

- **Caldo de huesos**: muy interesante de cara a la rehidratación y la reposición de electrolitos.

- **Té verde, té de moringa o té matcha:** grandes amplificadores de la autofagia debido al efecto de las epigalocatequinas contenidas en el propio té.

- **Especias:** jengibre, cúrcuma, canela, clavo, etc. Aportan propiedades interesantes adicionadas a las anteriores propuestas.

- **Otras infusiones:** solas o con especias.

- **Café:** igual que el té, favorece la cetogénesis y activa la AMPK, amplificando la autofagia.

- **Edulcorantes:** lo recomendable es no usarlos, ya no solo por los efectos en la microbiota (aún faltan muchas investigaciones y estudios al respecto); sin embargo, entre las opciones seguras, elegiría sin duda **la stevia** o el **eritritol**, pues la poca evidencia científica al respecto ha demostrado que son inocuos para el sistema digestivo (en cantidades moderadas), no elevan la insulina (como sí lo hacen otros edulcorantes) y por tanto tampoco afectan a la glucemia y resultan seguros.

- **Bulletproofcoffee**: ya hemos hablado de él.

Al final, como guía orientativa y con el fin de simplificar lo que habrás leído durante este capítulo, quédate con que todo lo que aporte calorías, **si hacemos caso a la teoría**, rompe el ayuno. Ahora bien, antes de ser reduccionistas, quizás valga la pena hacerse la pregunta: ¿con qué fin añadiría esto durante mi ventana de ayuno? O quizás, ¿compensarán los beneficios de introducir esta otra cosa durante el ayuno a los perjuicios de interrumpir la autofagia momentáneamente? Son preguntas que tienen diferentes respuestas individuales, por lo que tal y como suelo reiterar en redes sociales, «no todo es para todos y depende mucho de los objetivos de cada persona y del contexto». De hecho, por ejemplo hay personas que entrenan en ayunas y utilizan ciertos suplementos como pueden ser aminoácidos esenciales o ramificados, creatina, beta-alanina, etc., algunos los cuales interfieren en el ayuno. ¿Quiere eso decir que deberían omitirlos? La respuesta, sin duda, será: DEPENDE. Depende de si buscan mejorar el rendimiento y retrasar la aparición de la fatiga, alargando de esta manera su entrenamiento. Depende de si buscan favorecer un entorno hormonal anticatabólico y tienen pensado maximizar su recuperación postentrenamiento, etc.

Quizás por todo lo anterior, para concluir este capítulo me permita hacerte la siguiente reflexión:

Entre el conocimiento, la información o toda la teoría del mundo y la práctica de cómo hacer bien las cosas, existe una delgada línea llamada «sentido común» o «coherencia», que da significado al buen uso de una estrategia u otra. Por eso me gusta decir que absolutamente todo siempre debe guardar un cierto equilibrio. Los extremos y los reduccionismos por los que tanto abogan aquellos que defienden la teoría se olvidan de algo muy importante para tener éxito: fluir y ser equilibrados. Eso es todo.

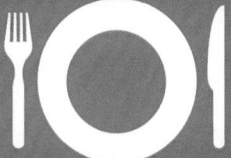

13. Ayuno y dieta cetogénica

Los fundamentos de una buena nutrición se pueden resumir en estas reglas simples. Coma alimentos enteros y sin procesar. Evite el azúcar. Evite los granos refinados. Coma una dieta rica en grasas naturales. ¡Equilibre la alimentación con ayuno!

Dr. Jason Fung

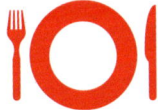

Si a estas alturas del libro hay algo que espero que haya quedado evidenciado en sus hojas es que el ayuno no solo funciona y es un hábito significativamente efectivo, sino que además es probablemente la estrategia más sólida a la hora de mejorar la salud y prevenir enfermedades, especialmente aquellas que tienen su origen en una alteración o desequilibrio metabólico. Ahora bien, igual que es importante aquello que no comemos durante la ventana de ayuno, también lo es aquello que comemos durante la ventana de realimentación. Lo que está claro es que de nada sirve propiciar un entorno hormonal saludable y equilibrado junto con un estado digestivo antiinflamatorio, si durante nuestras ingestas posteriores, echamos por tierra todos los beneficios de esta herramienta. Y es precisamente ahí donde cobra una significativa importancia la dieta cetogénica.

Tal y como hemos visto mínimamente hace apenas unos capítulos atrás, la dieta cetogénica (igual que el ayuno) no es ninguna moda; y de hecho, si echamos un vistazo a lo largo de nuestra historia como especie, nos daremos cuenta de que durante más del setenta u ochenta por ciento del tiempo estuvimos en cetosis. De hecho, cuando nacemos, lo hacemos en cetosis.

Todo ello nos lleva a hacernos una interesante pregunta:

¿Y si tan natural es estar en un estado de cetosis para el ser humano y no es una moda, por qué ha cobrado significativa importancia en los últimos años en los diferentes blogs, artículos, revistas, medios informativos, libros o redes sociales?

Empecemos por el principio.

Todo comenzó en la década de los años veinte del siglo pasado, cuando por primera vez, a través de diferentes investigaciones con personas epilépticas, se observó que unas moléculas sintetizadas por el hígado a partir de las grasas denominadas **cuerpos cetónicos** eran utilizadas como energía por el cerebro (en lugar de glucosa), reduciendo de este modo los ataques epilépticos.

Inicialmente se creía que la manera de crear tales cuerpos cetónicos era solamente ayunando, lo cual sin duda era cierto (en gran medida). Sin embargo, uno de los investigadores (el **Dr. Geyelin**) observó como no era solo el propio ayuno y la restricción de nutrientes o energía lo que aumentaba la producción de tales moléculas, sino principalmente la restricción de los carbohidratos. De ahí nació la idea de crear un tipo de alimentación que tuviera como premisa principal la producción de cuerpos cetónicos y que además pudiera mantenerse en el tiempo y cubriera eficientemente los requerimientos nutricionales de las personas que lo implementaran.

El término dieta cetogénica como tal fue establecido por primera vez por el **doctor Rossell Wilder**, quien fue el primero en proponer la consecución de la cetosis como una alternativa al ayuno.

Durante un largo tiempo, se usó como una intervención efectiva para tratar la epilepsia, hasta la llegada de ciertos medicamentos hacia 1938 como **la difenilhidrantoína** (un fármaco anticonvulsivo que ejerce un efecto estabilizador sobre las membranas excitables de diversas células, incluso neuronas y miocitos cardíacos), que prometían el mismo resultado que la dieta cetogénica, sin tener que modificar la alimentación. Todo ello condujo a relegar la dieta a un segundo plano. No obstante, diferentes doctores a lo largo de los años posteriores se percataron de un efecto secundario (muy positivo) de esta práctica alimentaria que suscitó un interés general para tratar la obesidad: **la pérdida de peso.**

Posteriormente, durante la década de los años sesenta y setenta, doctores como **Richard Mackarness** o el mundialmente conocido **Robert Atkins** volvieron a protagonizar la polémica por defender el uso de una alimentación basada principalmente en el consumo de grasa (70 %) para la pérdida de peso, cuando más en auge estaba (precisamente) el miedo al colesterol y las grasas saturadas. Todo ello hizo que los esfuerzos de dichos doctores fueran en vano y quedaran ocultos al público general.

> **Nota:** Si quieres conocer más en detalle acerca de este tema, te recomiendo leer el libro *La verdad sobre el colesterol*, de Jonny Bowden y Stephen Sinatra, o *La nueva revolución dietética del Dr. Atkins*.

Posiblemente cualquiera hubiera desistido de sus intentos por mejorar la salud de la población mundial y combatir la epidemia general de la obesidad, sin embargo aquello no entraba en los planes del **Dr. Robert Atkins,** quien dos décadas más tarde de su primer intento (1992) publicó una actualización de su libro, que inmediatamente se convirtió en un bestseller mundial (estuvo durante cinco años en la lista de los más vendidos del *New York Times*). Además, al propio Dr. Atkins se sumaron otros doctores como **Mauro Di Pasquale,** quien fue conocido en el culturismo de competición por su propia revisión, a la que llamó **«la dieta anabólica»**, la cual básicamente consistía en alternar períodos de dieta cetogénica modificada (33 % proteínas, 66 % grasas, 1 % carbohidratos) con períodos de recarga de carbohidratos (20 % proteínas, 20 % grasas y 60 % carbohidratos).

Sin embargo, no ha sido hasta bien entrado el siglo XXI cuando se ha popularizado este tipo de alimentación, causando un especial interés tanto en investigadores, como en el público general. Y es que según parecía, la dieta cetogénica se presentaba como un método eficaz para la pérdida de grasa sin pasar hambre, y mejorando al mismo tiempo la salud y la adherencia a largo plazo. Investigadores como **Jeff Volek** y **Stephen Phinney** son dos de los más reconocidos en el campo de la dieta cetogénica.

> **Nota:** también te recomiendo leer los libros de ambos investigadores como *The Art and Science of Low Carbohydrate Living*, *The Art and Science of Low Carbohydrate Performance*, o incluso su propia versión de la dieta Atkins, *The new Atkins for a new you*.

Pero un momento, Marc. **¿Y qué relación tiene la dieta cetogénica con el ayuno intermitente?**

Como ya te he explicado anteriormente, durante la ausencia de nutrientes o cuando las reservas de glucógeno se encuentran vacías y por tanto la glucosa disponible es insuficiente, se empiezan a degradar y movilizar las grasas (triglicéridos) del tejido adiposo (lipólisis) para ser utilizadas por las mitocondrias de las células de los diferentes tejidos (especialmente el músculo esquelético), como fuente de energía (ATP) en un proceso denominado **beta-oxidación de ácidos grasos**. Sin embargo, como el cerebro acostumbra a utilizar glucosa como fuente de energía y al no disponer de ella, tiene que crear una fuente de energía alternativa a partir de las grasas (en el hígado), los ya conocidos cuerpos cetónicos (cetogénesis), **minimizando con el paso del tiempo y la adaptación a este estado metabólico, la necesidad de glucosa mediante la gluconeogénesis (cetoadaptación).**

Como es una realidad que no podemos ayunar indefinidamente, **la dieta cetogénica es sin duda la estrategia más efectiva a la hora de mimetizar muchos de los beneficios fisiológicos del ayuno** sin ser un abordaje restrictivo (como la Fasting Mimicking Diet).

La cetosis nutricional, por tanto (inducida por la dieta cetogénica o por la sinergia de ambas estrategias), pretende mantener la presencia de cuerpos cetónicos en sangre sin restringir la comida, evitando así la pérdida muscular y siendo sostenible de manera indefinida (aunque ello no signifique que sea lo ideal). La diferencia principal es que el nivel de cuerpos cetónicos será menor durante la dieta cetogénica que durante un ayuno completo y prolongado, y se habla de cetosis nutricional cuando el betahidroxibutirato se mantiene entre **0,5 y 3,0 mmol/L** en sangre.

> **Nota:** Existen infinidad de medidores de betahidroxibutirato actualmente en el mercado que pueden indicarte tu grado de cetosis en cuestión de segundos y con relativa facilidad (por si decides iniciarte en este protocolo).

En la actualidad, por desgracia existe aún tal conocimiento al respecto acerca de la dieta cetogénica y la cetosis nutricional que determinados profesionales del colectivo sanitario tienden a tachar esta estrategia o protocolo como peligrosa para la salud por miedo de sufrir un estado conocido como **cetoacidosis**, ahuyentando a cualquier persona de iniciar tal práctica. Sin embargo, es necesario recordarles que en personas saludables con un páncreas que produzca suficiente cantidad de insulina (no así en diabéticos de tipo 1) el riesgo de cetoacidosis resulta prácticamente imposible. Esto no quiere decir que los diabéticos tipo 1 no puedan seguir dietas cetogénicas, y de hecho múltiples estudios avalan que funcionan especialmente bien para controlar esta enfermedad, posiblemente por reducir los requerimientos exógenos de insulina, pero por precaución es recomendable contar con supervisión profesional.

Vale la pena señalar que no es mi intención profundizar en los beneficios de la dieta cetogénica en esta ocasión, pues por un lado, existe tanta información al respecto que bien daría para escribir un libro entero (quién sabe si en un futuro) y por otro lado, existen cientos de libros interesantes hablando al respecto de ello. De hecho, si te interesa investigar y profundizar más en el tema, te recomiendo que visites mi perfil de Instagram (@elite.fitness.andorra) en el que encontrarás cientos de post al respecto, o que compres el libro de **Carlos Stro, *Dieta cetogénica: protocolo de***

una alimentación efectiva, toda una referencia en el sector.

Sin embargo, antes de concluir con este capítulo, sí me gustaría poder mencionar algunos de los beneficios más conocidos y evidenciados por la ciencia, que además son análogos o sinérgicos con muchos de los del ayuno intermitente:

Beneficios de la dieta cetogénica

- Disminución del hambre y la ansiedad por la comida.
- Incremento y estabilización en los niveles de energía y foco cognitivo.
- Reducción de los marcadores de inflamación.
- Reducción del estrés oxidativo.
- Mejora sustancial en la sensibilidad a la insulina.
- Disminución y equilibrio de la glucemia.
- Mayor biogénesis mitocondrial.
- Facilidad para la pérdida de peso (especialmente de grasa).
- Aumento de los niveles de saciedad.

- Mayor flexibilidad metabólica.
- Mejor perfil lipídico.
- Disminución del riesgo de padecer enfermedades cardiovasculares y trastornos metabólicos como la diabetes, el síndrome metabólico, la dislipidemia, la hipertensión, enfermedades neurodegenerativas o incluso cáncer.
- Mayor rendimiento deportivo en deportes aeróbicos (con presencia de oxígeno).

Por lo tanto, podemos decir que tanto la dieta cetogénica como el ayuno intermitente son seguros y beneficiosos para la inmensa mayoría de la población, y si se cuenta con la ayuda de un profesional de la salud que entienda las respuestas fisiológicas y metabólicas derivadas de la práctica de estas estrategias, sin duda resultarán increíblemente beneficiosas (y sinérgicas) ya no solo para mejorar nuestra composición corporal y perder grasa, sino también para optimizar nuestra salud y nuestra energía.

Veamos ahora qué relación existe entre el ayuno y el rendimiento deportivo.

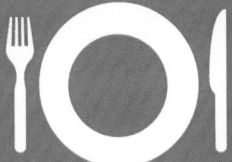

14. Ayuno y rendimiento deportivo

El ayuno intermitente me hace entrenar mejor y mis entrenamientos no son como los de cualquiera.

Rich Froning

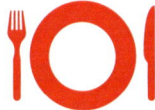

Si ayunar y realizar ejercicio físico fuera malo o pusiera en riesgo nuestra salud, no estaríamos aquí. **Es así de sencillo**.

Si hay una misión clara inherente a nuestro ADN y nuestras células, con la que nace cualquier ser vivo, es la de perpetuarse y sobrevivir. Y para sobrevivir hay que adaptarse al entorno. Por eso **Charles Darwin** decía: «No sobreviven los más fuertes, sino los que mejor se adaptan al medio».

Fue así como los humanos sobrevivimos y evolucionamos durante millones de años a las peores condiciones climáticas. Fue así como logramos hacernos fuertes para enfrentar la escasez, el hambre, el frío y en muchos casos también recorrer largas distancias en busca de alimento o refugio. Fue así como nos adaptamos como especie al ayuno, y también fue así como lo hicimos al ejercitarnos (inconsciente y obligatoriamente) en ese estado. Por lo tanto, podemos decir sin temor a equivocarnos que realizar ejercicio físico estando en estado de ayuno es tan natural como el propio ayuno para nosotros.

El problema viene cuando en el mundo moderno en el que vivimos, tenemos acceso a toda una serie de lujos y comodidades que apenas nos obligan a movernos para preservar los hábitos que forjaron nuestros genes como especie y que propician la comodidad y el sedentarismo, alejándonos de lo que un día fuimos.

Ahora ya no nos hace falta cazar o defendernos de ningún depredador. Ya no nos hace falta recorrer grandes distancias para comer o refugiarnos. Ahora vivimos en un mundo donde las enfermedades derivadas de la sobrealimentación superan ya en número a las consecuencias de la desnutrición. Vivimos en un mundo donde lo frecuente es ver cómo las personas se desplazan a todos los lados (y distancias realmente cortas) con un vehículo y en donde caminar, subir escaleras (ya no hablo de trepar) y otras muchas actividades inertes y naturales en nuestra genética resultan extrañas.

Por eso una gran parte del público, influenciada por sus desastrosas costumbres y hábitos modernos, y la información actual manipulada (a favor de los intereses de diferentes industrias), encuentra raro ayunar y más raro aún hacer ejercicio o entrenar en estado de ayunas. Lo curioso es que si comparamos el tiempo que llevamos haciéndolo con el tiempo que llevamos implementando nuestros hábitos actuales, ¡sería análogo a comparar una gota de agua en un océano!

«Si realizas ejercicio, te marearás», nos dicen. Sin embargo ni matizan el tipo de ejercicio, ni matizan su intensidad, ni matizan su frecuencia, ni matizan las condiciones o el entorno. Por no matizar no matizan ni para quién va dirigida esa recomendación, pues cualquier persona que use su lógica entenderá que las necesidades de una persona de sesenta años son completamente diferentes a las de un joven de veinte. Lo que está claro sin duda es que no les interesa que precisamente hagas uso de tu lógica y trates de averiguar qué pasa si lo intentas, básicamente porque entonces ellos perderán una suma muy importante de dinero. De eso ya hemos hablado anteriormente.

Seamos honestos, tal y como un día afirmó el dictador **Adolf Hitler**: «El miedo es el mayor arma de control humano». Y es que si una persona tiene miedo de lo que pueda suceder por dejar de comer unas horas y moverse un poco, probablemente no lo haga. Todo ello genera las condiciones perfectas para (además) sugerirte lo que tienes que comer a cada rato y aprovechar para venderte sus productos azucarados y cereales de desayuno.

Piénsalo. Si tú ayunas, los hoteles pierden dinero (todos sabemos que cuando viajas por varios días, ahorrarte el desayuno representa una suma importante). Si tú ayunas, las grandes multinacionales dedicadas a la alimentación también pierden dinero. Si ellas pierden dinero, las asociaciones subvencionadas por esas corporaciones pierden dinero. Los gobiernos pierden dinero. Al final, todos directa o indirectamente, consciente o inconscientemente pierden dinero. Entonces la mejor forma de no hacerlo es haciéndonos creer lo que ellos quieren que creas. ¿Inteligente, no es cierto?

Quizás tras leer estas líneas y reflexionar un instante, puedas pensar: «Ya, Marc, pero yo también probé un día de entrenar en ayunas y enseguida me mareé», y yo entonces responda: «Ya, Fulanito, pero ¿recuerdas la intensidad del esfuerzo de aquel día? ¿Recuerdas la duración? ¿Recuerdas si hacía sol y calor?».

Como siempre digo, **casi para todo lo que se necesita es tiempo de adaptación**. Y digo esto porque cualquier persona lógica podrá llegar a la conclusión y entender que si no está adaptada a realizar ejercicio físico en ayunas y pasa a hacer un «Hiit tabata» mortal de treinta minutos en ese estado, lo más probable es que sufra una hipoglucemia (por falta de flexibilidad metabólica) y deshidratación (por pérdida de minerales esenciales) severas y todas sus consecuencias. Sin embargo, ¿realmente alguien se marearía si cambiara sus horas de ver películas delante del televisor por realizar ejercicio físico diariamente, luego se adaptara paso a paso al ayuno intermitente y finalmente hiciera ejercicio (e incrementara gradualmente la intensidad) en ayunas? La respuesta probablemente fuera **NO**.

De hecho, incluso no creo que nadie sufriera ningún perjuicio de realizar ejercicio moderado

en ayunas como caminar o pasear en bicicleta aun sin estar adaptado al ayuno.

Además, valga la pena señalar que muchos de los efectos secundarios indeseados derivados de la práctica deportiva en estado de ayuno suelen ser, como acabo de indicar unas líneas más arriba, a consecuencia de una deshidratación severa y una pérdida importante de electrolitos.

Como siempre recuerdo, adecuando la intensidad del esfuerzo al nivel individual y con la suficiente fase de adaptación (teniendo en cuenta la hidratación y los minerales), no creo que exista nadie a quien le perjudique entrenar en estado de ayuno. De hecho, insisto, lo hemos venido haciendo durante toda nuestra historia como especie.

De todos modos, si lo que te digo todavía no acaba de convencerte, lo mejor es que tal vez pueda exponerte algunos casos famosos de deportistas de élite mundial que entrenan con frecuencia en estado de ayuno sin comprometer (algunos incluso mejorando) sus marcas deportivas o sus registros.

Estos son algunos de ellos:

- **Javi Martínez, Ibai Gómez, Marcos Llorente o Roberto Torres** (jugadores de fútbol profesionales).

- **Katharina Thanderz** (boxeadora).

- **Carmen Jordá** (piloto profesional).

- **Georges St-Pierre** (campeón de la UFC).

- **Xavi Forés, Xavi Cardelús,** (pilotos de Superbike y del mundial de motociclismo).

- **Rich Froning** (cuatro veces campeón de los Crossfit Games).

- **Michael McNight** (corredor de larga distancia que ostenta el récord de 160 km en ayunas).

- Hasta el propio **Killian Jornet** ha reconocido entrenar en diversas etapas de su vida en este estado o el famoso boxeador **Muhammad Ali** lo hacía durante sus períodos de Ramadán.

Lo más probable es que cada vez mayor número de deportistas de élite vayan adhiriéndose a esta práctica ancestral. Sin embargo la pregunta interesante es:

¿Hasta cuándo seguiremos el resto de personas comunes desayunando por temor a marearnos si no lo hacemos, cuando en realidad nuestros requerimientos energéticos están muy por debajo del colectivo de profesionales de élite?

Con todo, no estoy diciendo que de repente cierres este libro y te lances a realizar tu entrenamiento de Mr. Olimpia en ayunas, o salgas a correr tu primer maratón de 42 km sin comer. Simplemente recuerdo que por desgracia, aún hoy en día, todavía existen ciertas creencias que han ido perpetuándose a lo largo de los años, alimentándose del temor de los más desinformados y que tal vez deberíamos desenmascarar de una vez por todas, como es el entrenamiento en ayunas.

Si no me crees, quizás deberías probarlo. Pero por lo menos no te quedes con la duda. Tal vez tal y como me sucedió a mí y a otros muchos igual que yo, te sorprenda ver cómo te adaptas con facilidad y logras integrarlo como un hábito de vida. Incluso es posible que con el bienestar que produce el propio ejercicio bien dirigido, unido al dinero que te ahorres de hacer ayuno, ¡quieras escribirme a mi correo electrónico elite.fitness.andorra@gmail.com para hacerme conocedor de tus magníficas impresiones!

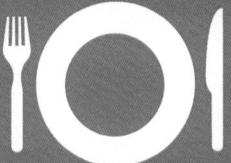

15. Dudas frecuentes acerca del ayuno intermitente

El mayor enemigo de la salud no es el ayuno, sino comerse el pastel de manzana.

John Piper

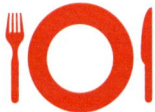

Llegados a este punto, probablemente te hayan surgido ganas de implementar algún protocolo de ayuno intermitente; y es normal, no te culpo. Yo también me declaro un fan número uno de esta fantástica estrategia. Ahora bien, probablemente al igual que todo el mundo, estarás inmerso en un mar de dudas que te confunden y hacen que no sepas cómo iniciarte en esta práctica de manera segura y confiada. Por eso en el momento de escribir este libro, decidí crear un capítulo exclusivamente para sintetizar las preguntas más frecuentes y darles respuesta para que puedas dilucidar cualquier incógnita. Espero que te sirvan de gran ayuda. Empecemos.

¿Puedo implementar algún protocolo de ayuno intermitente (por ejemplo de 16 horas) sin una fase previa de adaptación?

Como siempre digo, que puedas hacer algo no quiere decir que debas hacerlo. Por si todavía no ha quedado claro a lo largo de este libro, el ayuno es un hábito increíble, sin embargo un mal uso de esta estrategia también puede ocasionar perjuicios indeseados, bien por falta de adaptación o bien simplemente por no tomar todas las precauciones pertinentes.

Si no estás habituado a realizar antes un período mínimo de doce horas, mi consejo es que empieces por el principio. Posponiendo (por ejemplo) unas horas el desayuno y paso a paso, de manera natural, aumentando el volumen de horas. Recuerda que antes de aprender a correr, hay que saber andar y antes de saber andar, hay que saber gatear.

¿Se puede ayunar todos los días?

Cuando oigo esta pregunta, siempre me viene a la mente otra pregunta. ¿Acaso nuestros antepasados del Paleolítico no lo hacían prácticamente a diario? La respuesta es sí. De hecho en mis redes sociales muchas veces he compartido la idea de que igual que nosotros trabajamos cada día durante un espacio de tiempo y descansamos el resto, nuestro sistema digestivo también debería funcionar del mismo modo, por lo tanto respetar un período de ayuno diario es poder ofrecerle ese reposo a tu aparato digestivo.

Luego otra cosa es que no podamos desayunar algún día o sea lo ideal en todos los contextos. No estoy diciendo eso y debe quedar muy claro. El ayuno es una estrategia y como toda estrategia saber cuándo utilizarla y en qué medida resultará clave para poder obtener todos sus beneficios.

¿Pueden ayunar los niños y las personas embarazadas?

Sin duda, la respuesta a esta pregunta viene de la mano con la coherencia y el sentido común. Insisto, por poder pueden, otra cosa es que sea lo recomendado. Uno debe entender que durante el embarazo, la lactancia o el crecimiento de un niño o un adolescente, las necesidades nutricionales se ven fuertemente incrementadas respecto a las de un adulto normal. Por ello es por lo que de desaconseja su práctica en tales colectivos. Ahora bien, eso no quiere decir que si eres madre y un día te levantas sin hambre y retrasas el desayuno hasta media mañana, vaya a pasar nada, o que si tu hijo está en semana de exámenes y se le olvida desayunar un día, sea el fin del mundo.

¿Puede ayunar todo el mundo?

Para responder a esta pregunta, también suelo abogar por la coherencia. ¿Qué quiere decir todo el mundo? ¿Personas adultas sanas? ¿Ancianos?

¿Personas con algún trastorno o enfermedad? Siempre me gusta señalar que en el cuerpo humano, especialmente si hablamos de fisiología, nada es blanco o negro y todo depende del contexto. Eso quiere decir que igual que nuestros gustos cambian, nuestras necesidades también y es precisamente eso lo que va a determinar si debemos o no ayunar. Por ejemplo, una persona con sobrepeso y síndrome metabólico por supuesto que debería ayunar (estratégica y gradualmente), ahora bien, quizás en un deportista de élite que vaya afrontar una competencia de una gran exigencia física al día siguiente (o incluso varias seguidas) no sea lo más adecuado.

Sí, ya sé que te he hablado de deportistas de primera talla mundial que implementan el ayuno intermitente, pero también te digo que no tienen por qué hacerlo siempre o que todo el mundo deba hacerlo. Principio de individualidad. El resto del mundo no veo por qué no, y más si se hacen las cosas correctamente.

¿Ayunar comprometerá mi masa muscular? ¿Perderé músculo?

Seguramente si has leído este libro tu mismo ya sabrás la respuesta. No. No perderás tu masa muscular. Al menos no lo harás en períodos relativamente cortos de hasta 16/18/20 horas, donde fisiológicamente se eleva la hormona de crecimiento (con gran caracter anticatabólico) y la adrenalina (que impide la proteólisis). Si pierdes tamaño no te dejes engañar por la báscula o por el espejo. Es grasa y líquido en gran medida.

¿Me desmayaré o me dará una «pájara» si ayuno?

Otro mito recurrente. Como te he explicado a lo largo de este libro, la mayor parte de perjuicios o efectos secundarios indeseados que experimenta la gente que ayuna son debidos a una mala práctica o una falta de adaptación. Todos ayunamos cuando dormimos y nadie se muere por retrasar el desayuno un par de horas. De hecho si tomas suficiente agua y electrolitos, no tendrás ningún problema. Haz las cosas bien.

¿Puedo ganar músculo si ayuno?

Como siempre digo para casi todo: depende. Ayunar no lleva implícito lo de comer menos. En todo caso se trata de restringir el tiempo de la ventana de alimentación. Ahora bien, si entrenas lo suficientemente intenso y aportas la cantidad adecuada de proteína durante la ventana de alimentación, además de cuidar el resto de variables como cubrir tus demandas y necesidades energéticas, descansar adecuadamente y saber gestionar el estrés, ayunar no debería suponer ninguna desventaja respecto a cualquier otro protocolo.

¿Si ayuno durante la mañana, podría comer lo que quisiera por la tarde?

Antes de nada me gustaría señalar que el ayuno no es una herramienta de «compensación». Eso quiere decir que si de entrada existe un trastorno con la alimentación o una mala relación con la alimentación, el ayuno solo lo empeorará.

Mi consejo es que antes de iniciarse en cualquier práctica, estrategia, protocolo o dieta uno debe empezar por entender por qué lo hace. De hecho, en personas que sufren anorexia o trastornos por atracón o bulimia, se desaconseja totalmente. Esto sería sin duda una de las grandes excepciones de colectivos que no deberían iniciarse en la práctica del ayuno. Y por su puesto (y para dar una respuesta clara y concisa a la pregunta inicial), el ayuno no sirve para compensar una mala alimentación o unos malos hábitos.

¿Se puede tomar edulcorantes durante el ayuno?

Para dar respuesta a esta pregunta, tenemos que conocer qué sucede en nuestro organismo cuando consumimos edulcorantes acalóricos. Si bien es cierto que muchos de los edulcorantes comercializados hoy en día no tienen calorías, sí tienen un impacto significativo sobre la insulina, lo cual técnicamente señalizaría la ruta metabólica mTOR (la contraria a la que promueve el ayuno, la AMPK) e interrumpiría la autofagia. Además el mundo de los edulcorantes es todavía un terreno aún muy desconocido para la gran mayoría de personas e investigadores y nadie sabe a largo plazo los efectos que podría ocasionar el consumo de ciertos edulcorantes. No podemos olvidar que en definitiva son una creación química inventada por el hombre y no sé tú, pero yo lo tengo claro. Prefiero no utilizarlos, o en el caso de hacerlo, lo hago de manera esporádica y fuera de mis horas de ayuno. Además luego está el tema de la adicción que generan los alimentos o bebidas edulcoradas debido al impacto del sabor dulce en el mecanismo de recompensa cerebral, a nivel del hipotálamo. Mi consejo es que reeduques tu paladar. Puede que cueste al inicio, pero como casi sucede con todo, con el paso del tiempo, uno se acaba acostumbrando y tu salud te lo agradecerá.

Pero Marc, he oído que existen algunos edulcorantes seguros como la stevia, el eritritol o la fruta del monje

Seamos coherentes, independientemente de que este tipo de edulcorantes se utilicen de manera segura en protocolos y dietas bajas en carbohidratos como por ejemplo una dieta cetogénica, mi consejo sigue siendo el mismo: no utilizarlos durante el ayuno. Si bien precisamente estos tres edulcorantes no impactan en la glucemia ni tienen efecto sobre la insulina, aún queda el tema de la adicción por el sabor dulce, por lo que como siempre, toma precauciones.

¿Puedo tomar aminoácidos o MCT?

Te lo he dicho en capítulos anteriores. La mínima entrada de energía o estimulación de mTOR interrumpirá el ayuno y los aminoácidos no son una excepción, como tampoco lo es el tan famoso aceite de MCT. Este aceite ha ganado mucha popularidad entre los fanáticos de la dieta cetogénica porque se metaboliza completamente diferente a otros ácidos grasos de cadena larga. Los MCT (de sus siglas en inglés: triglicéridos de cadena media) pasan directamente al hígado a través de la vía portal, metabolizándose rápidamente y permitiendo al organismo obtener una gran dosis de energía (elevando los cuerpos cetónicos en sangre, facilitando la cetogénesis).

Que no te confundan. El aceite de coco, el aceite de MCT, la mantequilla, el ghee o cualquier otro ingrediente mágico que añadamos al café interrumpirá la autofagia y afectará al ayuno. Como siempre digo, eso no quiere decir que no se recomiende en determinados contextos por otros de sus múltiples beneficios. Las cosas claras y el chocolate espeso.

¿Y el caldo de huesos?

Si bien el caldo de huesos es una gran fuente de minerales, colágeno y glicina y puede ayudarnos al incorporarlo en ayunos prolongados o en fases de adaptación, técnicamente también lo interrumpe. Ahora bien, igual que sucede con el caso anterior, eso no quiere decir que no aporte múltiples beneficios. De hecho es algo tan rico en micronutrientes que resulta muy interesante en cualquier protocolo nutricional o dieta.

¿Y qué otras cosas no debería tomar durante el ayuno, que puedan interrumpir sus beneficios?

Técnicamente te diría que todo lo que no sea agua, aunque eso sería ser un poco extremista. Tal vez puedas incorporar agua con gas o agua con unas gotas de limón. Además el café y el té son grandes promotores de la autofagia, lo /cual resultaría incluso positivo. Aléjate de consumir chicles, cetonas exógenas, leches de cualquier tipo (por poco que sea), bebidas edulcoradas artificialmente, jugos o incluso muchos de los suplementos deportivos, que por si no lo sabes, contienen ingredientes tales como dextrosa, maltodextrina, ciclodextrina, etc., que tienen un efecto supresor de la autofagia por su respuesta glucémica e insulinémica. También me alejaría de consumir otros suplementos como el omega 3, la vitamina D u otros similares, que además se absorben mejor con las comidas.

¿El ejercicio cardiovascular en ayunas ayuda a quemar más grasa?

Antes de dar respuesta a esta incógnita tan conocida en el mundo del fitness, debemos recordar que el aumentar o bajar de peso no es algo tan fácil como nos han venido diciendo los defensores de la teoría del consumo energético, basándose en las calorías que entran por las calorías que salen. Decir que para perder peso tenemos que consumir más energía de la que entra es algo tan lógico que resulta indiscutible. Ahora bien, otra cosa es creer que nosotros tenemos un control absoluto acerca de lo que entra y de lo que sale, lo cual fisiológicamente hablando resulta un reduccionismo y un grave error.

No podemos pensar que tan solo recortando las calorías de entrada perderemos peso. Quizás inicialmente sea así; sin embargo a estas alturas probablemente todos hemos probado a recortar calorías hasta poner en nuestro plato una hoja de lechuga y un trozo de merluza y no lograr adelgazar más. ¿Por qué sucede esto? Bueno, vale la pena indicar que mientras tú piensas en conseguir el famoso «cuerpo del verano», el organismo piensa en sobrevivir, lo cual a todas luces representa hacer lo contrario a lo que tú deseas. Me explico: durante el 98 % de nuestra historia como especie (Paleolítico), nuestro cuerpo tuvo que enfrentar toda una serie de condiciones ambientales muy duras donde abundaba la escasez, sin embargo el hecho de que estemos hoy vivos es sinónimo de que nuestro organismo hizo lo propio para adaptarse y sobrevivir. Fue así como ante la escasez recurrente, el cuerpo logró elevar ciertas hormonas y poner en marcha algunos mecanismos contrarreguladores para gastar menos, y por tanto ahorrar energía. Por eso cuando recortamos calorías solo perdemos peso inicialmente y posteriormente, con el paso del tiempo, el 95 % de la gente termina recuperando el peso perdido y un poco más. Tiene sentido: ante cualquier situación de peligro (que es lo que el cuerpo recibe como información ante la falta de energía), nuestro organismo prefiere (igual que haríamos nosotros) ahorrar en lugar de gastar. ¿Y cómo lo hace? Elevando las hormonas del hambre, disminuyendo las hormonas que señalizan la saciedad en nuestro cerebro, y frenando la producción de hormonas tiroideas (lo cual ralentiza nuestro metabolismo y por ende, nuestro consumo energético). Si la situación se prolonga en el tiempo, la elevación del cortisol para mantener elevados los niveles de energía (dado el estado de «alerta» por las escasez) frenará la pérdida de grasa, nos hará perder masa muscular (resulta lógico pues ante una época de ahorro, se deshace de aquello que no sea absolutamente necesario y que además consuma mucha energía como es el músculo), afectará a nuestra libido (cayendo la producción de testosterona) e incluso pondrá en riesgo nuestro sistema inmunológico (el cortisol es una hormona inmunosupresora).

Pero Marc, ¿qué diablos tiene que ver todo esto con la pregunta inicial?

Tiene todo que ver. En realidad no podemos ser tan reduccionistas (simplistas) creyendo que se puede quemar más grasa por hacerlo en un momento u otro del día, cuando ese resultado está fuertemente interrelacionado con la sinergia de varias hormonas y contextos. Por ejemplo, si bien es cierto que durante la mañana y el ayuno, nuestros niveles de energía se elevan mediados por las catecolaminas y el cortisol, y podría parecer lógico en ese contexto que el ejercicio físico de baja intensidad podría ayudar a maximizar la pérdida de grasa, no todo resulta tan sencillo. ¿Y si esa persona está realizando una dieta hipocalórica muy restrictiva? O ¿y si esa persona sufre de estrés crónico y además realiza ayunos prolongados? Lo más probable es que eleve el cortisol aún más e imposibilite la pérdida de grasa a la vez que aumenta el catabolismo muscular. Además, existen personas que abogan por este tipo de estrategias para compensar los atracones que se dan por las noches pensando «mañana lo quemo y lo compenso». Vale la pena señalar que además de ser un comportamiento poco saludable que eleva las probabilidades de padecer algún tipo de trastorno con la alimentación a largo plazo, vuelvo a insistir en lo mismo: una caloría no es una caloría. Por ejemplo un gramo de grasa (9 kcal) no estimula la insulina (y tiene una respuesta metabólica radicalmente opuesta) que un gramo de glucosa (azúcar) que tiene 4 kcal/g y que sí eleva la insulina (principal hormona almacenadora de energía). A lo que voy es que si piensas que comer un pedazo de *cheese cake* de 500 kcal de noche se compensará con las 500 kcal que «quemarás» durante tu paseo en ayunas, te equivocas. Primero precisamente porque para que se oxide la grasa, tus reservas de glucógeno deben permanecer vacías, y segundo porque ese círculo vicioso psicológico (insisto) solo conduce a una relación poco saludable con la comida.

Entonces, Marc, **¿se quema más grasa en ayunas que en otro momento del día?**

La lógica nos haría creer que sí, pero la ciencia parece demostrar que no existen cambios significativos en personas que siguen una dieta cetogénica (por ejemplo) que hacen ayuno y realizan el ejercicio cardiovascular en otro momento del día. Al final, como te he tratado de explicar a lo largo de esta respuesta, quemar grasa viene determinado mayormente por tu estado metabólico y tu respuesta hormonal a lo largo del día, que no tanto por el momento de realizar la actividad física. Así que mi consejo es que lo hagas en el momento del día en el que mejor te vaya. Tampoco creo que salir a caminar una hora por la mañana en ayunas y permanecer sentado el resto del día vaya a ayudarte con algo. Recuerda que harán más por ti los hábitos a largo plazo (caminar, subir escaleras, hacer ejercicio físico, entrenamiento de fuerza, ayuno, etc.) que dos factores aislados.

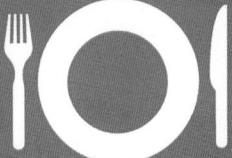

16. Fasting Mimicking Diet o dieta que mimetiza el ayuno

Antes de querer ayunar, lo ideal sería aprender a comer.

Marc Romera

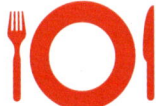

Si bien es cierto que, como hemos visto anteriormente, Angus Barbieri pudo adaptarse fabulosamente bien al ayuno prolongado consiguiendo increíbles beneficios, la **Fasting Mimicking Diet** o «dieta que mimetiza el ayuno» está ganando cada vez más defensores, especialmente en la comunidad médica. Su autor, el reconocido bioquímico y profesor de gerontología y ciencias biológicas en la Universidad del Sur de California**, el Dr. Valter Longo**, asegura obtener la gran mayoría de beneficios del ayuno prolongado sin tener que restringir por completo todas las calorías. Esto ha supuesto un claro argumento para que diversos especialistas en todo el mundo la utilicen como estrategia para combatir la obesidad, como complemento con otros protocolos en la pérdida de peso e incluso en terapias contra el cáncer.

La teoría es sencilla: en lugar de ayunar completamente durante varios días como representa el ayuno prolongado, la FMD propone reducir el número de calorías a un mínimo diario de aproximadamente 700 kcal, durante un período de cinco a siete días.

Desde el punto de vista evolutivo, guarda cierta coherencia con la vida que tuvieron nuestros antepasados los *Homo sapiens* cazadores/recolectores durante gran parte del Paleolítico y, por tanto, de nuestra historia. Si bien es cierto (tal y como hemos podido ver a lo largo del libro) que el ayuno formaba parte ineludible de sus vidas (más por obligación que por voluntad) y de cada una de sus jornadas, resultaba raro que aunque fueran bayas, raíces o tubérculos no comieran mínimamente algo. De hecho durante gran parte del período glaciar (recordemos que durante el Paleolítico hubo cuatro glaciaciones en diferentes épocas) e invernal, la caza de animales y diferentes presas resultaba más bien escasa y sobrevivir a tales condiciones, sin duda, suponía un gran reto de supervivencia. Es por ello que un enfoque como la FMD puede resultar «natural» para nuestros genes.

Como te decía, pese a que el ayuno prolongado ha tenido (y aún tiene) múltiples aplicaciones a lo largo de la historia en el ámbito clínico (como antes o después de determinadas intervenciones o terapias), sin duda para alguien que mantenga la costumbre de comer cinco o más ingestas diarias se vuelve realmente difícil de aplicar y de mantener. De ahí que tuviera una mayor aceptación general un tipo de protocolos o estrategias más flexibles como la FMD.

Además, según se demuestra, la evidencia científica al respecto parece apoyar esta estrategia a la hora de lograr similares beneficios a los del ayuno intermitente, evitando un excesivo catabolismo (pérdida de masa muscular) y favoreciendo la longevidad. (https://pubmed.ncbi.nlm.nih.gov/21410865/)

De una forma entendible y clara, estos son algunos de sus beneficios (demostrados y consensuados por la comunidad médica):

- **Contribuye positivamente a la longevidad, frenando las consecuencias del envejecimiento, tanto a nivel físico como metabólico.**

- **Contribuye favorablemente a mejorar la salud mitocondrial (centrales energéticas de nuestras células).**

- **Contribuye en gran medida a reducir la inflamación y todos los perjuicios asociados a esta, incluyendo los relacionados con enfermedades, patologías metabólicas e incluso trastornos autoinmunes.**

- **Contribuye a potenciar el sistema inmune, ayudar a regenerar la salud del sistema digestivo y de otros órganos, a la vez que reduce los niveles de glucemia y mejora la sensibilidad a la insulina.**

- **Contribuye eficazmente a mejorar los resultados de terapias convencionales contra el cáncer.**

- **Contribuye eficazmente a combatir el sobrepeso y el conjunto de patologías asociadas a este.**

- **Contribuye considerablemente a reducir los marcadores de riesgo cardiovascular.**

- **Contribuye eficazmente a reducir los niveles de IGF-1 y presión sanguínea.**

Igual que sucede con casi todo, este tipo de protocolo cuenta ya con algunas variantes, siendo personalmente la más elevada en grasas y restrictiva en carbohidratos la que más me gusta (por su mayor efecto saciante), aunque el protocolo oficial de Longo es el siguiente:

- Un primer día de transición con un aporte energético superior (de hasta 1000 kcal), con un valor cercano al 10 % de proteínas (es el macronutriente que mayor impacta en la autofagia), un 30-35 % de carbohidratos (provenientes principalmente de verduras y otros vegetales de muy bajo índice glucémico) y en torno al 50-60 % de grasas (monoinsaturadas y poliinsaturadas principalmente).

- 4-6 días en los que se puede oscilar entre 500 y 700 kcal provenientes principalmente de los carbohidratos (45-50 %) y las grasas (45-50 %), minimizando al máximo el de proteínas (5-10 %).

También como sucede en la gran mayoría de veces, la frecuencia de este protocolo varía enormemente dependiendo de los objetivos y las necesidades individuales de cada persona, siendo (según el protocolo oficial) recomendable **una vez al mes en personas sedentarias con problemas cardiovasculares y metabólicos**, una vez cada tres meses en personas con sobrepeso u otros trastornos metabólicos menos severos, e incluso una o dos veces al año en personas saludables sin ninguna patología.

Como he dicho a lo largo de este libro, la facilidad de adherencia personal vendrá dictada mayormente por la flexibilidad metabólica de la persona (capacidad que tiene nuestro organismo de utilizar uno u otro sustrato energético dependiendo del contexto y la disponibilidad) y de su adaptación previa al ayuno intermitente, siendo las personas habituadas al ayuno las que menos problemas tienen al implementar este tipo de estrategias.

Antes de finalizar este capítulo, es imprescindible recordar que todo protocolo o estrategia debería ser formulada por (y con el consentimiento de) un médico actualizado que disponga de la información correcta y entienda las necesidades individuales de cada persona, minimizando de esta manera cualquier perjuicio o efecto negativo de un mal uso. Además deberían abstenerse las mismas personas y colectivos en los que se desaconseja la práctica del ayuno intermitente. Tales como:

- Niños en edad de crecimiento.
- Mujeres embarazadas.
- Personas con trastornos de conducta con la alimentación.
- Diabéticos de tipo 1 que no estén suficientemente controlados.
- Personas de edad muy avanzada que requieran de medicación habitual.

Una vez dicho esto, llegamos a la recta final de este libro con el siguiente capítulo en el que recordaremos la importancia capital de cuidar otros aspectos relacionados con la salud para garantizar una salud completa, integral y holística.

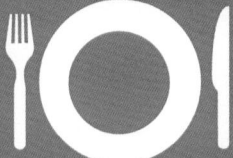

17. Tu salud más allá del ayuno intermitente

Estar en continuo movimiento, ayunar naturalmente, comer alimentos reales durante el día que la tierra y el mar provean, exponerse al sol, descansar de noche, realizar ejercicio frecuentemente y aprender a gestionar el estrés son posiblemente algunas de las claves más importantes a la hora de lograr una salud integral.

Marc Romera

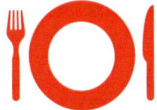

Desde un contexto evolutivo, el ser humano moderno está desconectado de todos aquellos hábitos que nos acompañaron ineludiblemente a lo largo de nuestra evolución como especie.

Las nuevas tecnologías y las comodidades que tenemos hoy en día son las grandes culpables de que lo tengamos todo cómodo, fácil y sin ningún esfuerzo. De hecho hoy en día comemos mucho más que en antaño, dormimos más (pero peor), nos movemos mucho menos y adoptamos costumbres cómodas. Ya ni siquiera subimos por las escaleras o caminamos apenas medio kilómetro —si podemos subir en ascensor o movernos en coche—, por eso resulta en gran medida entendible ver por qué pese a vivir más, vivimos peor y la tasa de enfermedades metabólicas ha crecido proporcionalmente con nosotros desde entonces.

Como habrás visto a lo largo de este libro, ayunar ha sido un hábito que nos ha acompañado (más por obligación que por elección) durante toda nuestra historia, de eso ya hemos hablado en los primeros capítulos. Sin embargo, si lo analizamos con perspectiva no solo hemos abandonado el hábito de ayunar, sino también todo lo que de algún modo resultaba inherente a nosotros durante todo el Paleolítico.

Precisamente por eso y porque cuando se trata de salud, ineludiblemente, no podemos responsabilizar de todos nuestros resultados al simple hecho de ayunar, me ha parecido oportuno mencionar todo ese conjunto de hábitos que deberían acompañarnos si de nuevo queremos alejarnos de la enfermedad, tener una salud de hierro y mejorar nuestra calidad de vida:

Caminar

O lo que es lo mismo: estar en movimiento. Lo que es un hecho innegable es que durante toda nuestra historia, teníamos que movernos grandes distancias en busca de comida o refugio. Además, caminar elevaba nuestro sistema nervioso simpático y nos predisponía para realizar cualquier esfuerzo repentino como cazar o defendernos de un depredador, pero además también elevaba nuestra temperatura corporal y era una buena medida para luchar contra el frío invernal. Hoy en día la mayoría trabaja sentada y apenas completan un mínimo de 10.000 pasos al día, lo cual sin duda ha contribuido a fomentar el sedentarismo y todas las enfermedades metabólicas modernas que hoy en día acompañan al ser humano moderno.

Ejercicio físico frecuente

Igual que caminar formaba parte ineludible de nuestros hábitos, desde luego el ejercicio intenso también. De otro modo no podríamos haber sobrevivido ni habernos enfrentado a depredadores mayores (e igual de hambrientos) que nosotros. No solo cazábamos, sino también trepábamos, afrontábamos desafíos, esprintábamos, etc. Hoy en día el único ejercicio intenso que realiza la gran mayoría es correr porque llega tarde al trabajo después de quedarse dormido por trasnochar. Y así nos va.

Además, he de añadir que algo que me causa un especial asombro y no deja de sorprenderme hoy en día es esa gente que comparte sus kcal «quemadas» durante su intensa sesión de entrenamiento de 45-60 minutos a través de sus redes sociales, presumiendo de que están muy en forma, y luego ni si quiera cogen las escaleras o caminan apenas trescientos metros para ir a comprar fruta en la esquina.

No me malinterpretéis. No estoy diciendo que hacer ejercicio sea malo o que debamos estar todo el día en el gimnasio. Solo digo que mantener nuestra salud pasa por algo más que realizar una hora de entrenamiento intenso una vez al día y debemos mantenernos activos adoptando nuevas costumbres que nos alejen de un mundo donde prima la comodidad y la ley del mínimo esfuerzo.

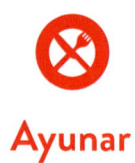

Ayunar

Por mucho que se esfuercen los detractores del ayuno, ayunar no es ninguna moda y es algo inherente a nosotros desde el principio de los tiempos, básicamente porque nunca existió la disponibilidad de alimento que tenemos hoy en día, por lo que pasábamos muchas horas (incluso largas jornadas) sin comer y, en algunos casos, hasta sin beber. Con todo hoy en día hemos adquirido el hábito (manipulados por la industria alimentaria y el desconocimiento) de comer cada tres horas y no pasar mucho tiempo sin comer. ¿El resultado? Una falta de flexibilidad metabólica e hiperdependencia por la comida.

Durante todo este libro ya hemos visto las consecuencias para nuestra glucemia que genera comer con tanta frecuencia, además de mantener nuestra dependencia por la comida. El ayuno, contrariamente, nos ofrece liberación y un metabolismo más flexible.

Exposición al sol y al frío

Nuestros antepasados soñaban con los abrigos que tenemos hoy en día.

Además, si realizaran una hibernación en una cápsula (como vemos en las películas de ciencia ficción) y despertaran en nuestra época actual, no se creerían que con tan solo pulsar un botón podrían disponer de aire frío o aire caliente en cualquier lugar. Simplemente es algo que pese a agradecerse enormemente, no tiene sentido desde una perspectiva evolutiva. Hoy en día no conocemos el concepto de hormesis (aquello que hace alusión a que un estímulo breve y alargado en el tiempo nos fortalece) porque nunca nos tenemos que enfrentar a ningún tipo de estresor. Sin embargo eso no quiere decir que exponerse al sol o al frío no tenga beneficios para nuestra salud, que de hecho, son muchos.

La exposición al frío fortalece nuestro sistema inmunológico, mejora nuestro estado de ánimo, mejora nuestra piel, incrementa el metabolismo (termogénesis), favorece la circulación, mejora nuestros niveles de energía, etc.

Por otro lado la exposición al sol nos ayuda a sintetizar vitamina D, tan importante para prevenir el raquitismo, para nuestros huesos, nuestra piel, nuestro sistema nervioso, para la síntesis de hormonas, etc. Además el sol ayuda a equilibrar nuestros ritmos circadianos y potencia nuestro sistema inmune alejándonos de todo tipo de infecciones y previniéndonos de resfriados. Tampoco podemos olvidarnos que exponernos al sol eleva nuestros niveles de serotonina, un neurotransmisor (mensajero químico) vinculado a nuestro estado de ánimo, aportándonos una sensación de paz mental y felicidad.

Ritmos circadianos

Nuestros antepasados no disponían de las nuevas tecnologías que tenemos hoy en día y por tanto no usaban el despertador para despertarse por la mañana o esperaban a que acabara *La isla de las tentaciones* en Telecinco para irse a dormir. Su única manera de tener una noción aproximada del tiempo era la luz natural del sol. Cuando amanecía con los primeros rayos de luz, también lo hacíamos nosotros y cuando oscurecía, lo mismo. Si bien es cierto que cuando aprendimos a utilizar el fuego podíamos mantener el espectro de luz más allá de las horas de sol, desde luego vale la pena señalar que era luz de espectro rojo que no interfería (desequilibraba) en nuestros relojes biológicos internos. No sucede lo mismo hoy en día, cuando el 90 % de la población se expone a la luz azul (la del móvil, el ordenador o la televisión) antes de dormir (y duerme tarde), afectando al equilibrio de los ritmos circadianos.

Con todo, es de esperar que durmamos tarde, nos despertemos varias veces durante la noche y nos despertemos cansados, además de afectar a nuestra sensibilidad a ciertas hormonas.

Alimentos reales

Está claro que nuestros ancestros no conocían lo que era comer un *cheese cake*, donuts, Pantera rosa o Bounty. Tampoco conocían las pizzas (ni las keto) ni hamburguesas ni... prácticamente todo el conjunto de alimentos hiperprocesados que tenemos a nuestro alcance en todos los supermercados. Ellos se alimentaban de comida real, principalmente de carne animal y pescado salvaje, con un ratio excelente de omega 3 y omega 6, lo cual les mantenía alejados de la inflamación sistémica que afecta a una gran parte de población, siendo una de las causas principales de las enfermedades modernas. Por lo tanto, no es de extrañar que enfermemos comiendo alimentos que no están naturalmente en nuestra naturaleza y que nuestros genes no reconocen.

La importancia de las estaciones

Si bien es cierto que nuestros antepasados comían fruta y miel que desde luego nada tiene que ver con la de hoy en día, lo hacían en los lugares y en las estaciones del año donde existía su disponibilidad. Desde luego durante las cuatro glaciaciones que hubo durante el Paleolítico, poca disponibilidad de fruta existía. Por lo que lo raro para nosotros (por mucho que se empeñen algunos) es comer 5-7 piezas de fruta (modificada transgénicamente para ser más dulce y durar más) durante todo el año. Valga la pena recordar que en épocas estivales tenemos evolutivamente una mayor sensibilidad a la insulina y al contrario en épocas invernales. Si deseas conocer un poco más detalladamente los efectos de la fructosa en la salud, te recomiendo que veas el documental de **Robert Lustig**, todo un experto en la materia.

Estrés. El enemigo moderno

Si bien los antiguos *Homo sapiens* también tenían que enfrentar el estrés, este solía ser de carácter breve, intenso y físico, y no emocional y alargado en el tiempo. No sucede así con el ser humano moderno, que tiene el reto en la época en la que vivimos de gestionar sus emociones para no perjudicar su salud. Ir con prisas a todas partes, dormir poco, pagar hipotecas y préstamos, y cumplir con nuestras obligaciones laborales son algunas de las preocupaciones inherentes a nosotros, que mantienen elevados los niveles de cortisol en sangre, con lo que ello conlleva.

Contacto con la naturaleza

Era de esperar. Vivimos la gran parte de nuestra historia como especie rodeados en contacto permanente con la naturaleza, una gran parte del tiempo, descalzos. Con ello no estoy diciendo que debemos irnos a vivir a una cabaña en lo alto del bosque y abandonar nuestras obligaciones, sino simplemente recalco la importancia de volver a tomar cierto contacto con lo natural. Al final vivimos en ciudades modernas rodeados de edificios y nuevas tecnologías que chocan mucho con lo que vivimos el 98 % del tiempo como especie. Por ello una práctica recomendada bien podría ser caminar por la montaña exponiéndonos al frío o al sol mientras lo permita el buen tiempo (si puede ser descalzos, mejor). Un hábito que agradecerán nuestros genes.

Con todo, el mensaje es claro: ayunar es una estrategia fantástica y absolutamente imprescindible si uno quiere mejorar su salud (independientemente de quien lo realice), sin embargo es tan solo una pequeña parte de la ecuación. Para lograr una salud integral y holística debemos entender que cuidar el resto de variables (las que hemos visto en este capítulo) sin duda es algo a tener muy en cuenta.

Realmente de poco sirve ayunar o comer bien (**se entiende por comer bien una alimentación basada en nutrientes esenciales que cumpla con**

todas las necesidades fisiológicas y energéticas de una persona, sin comprometer o perjudicar su salud) si por ejemplo vivimos estresados, dormimos mal, o simplemente sufrimos algún trastorno o patología digestiva. No podemos decir que hacemos todo lo que está en nuestras manos por cuidar de nuestra salud si habitualmente dormimos mal, nos pasamos la vida delante de un ordenador o un televisor y no hacemos ejercicio físico de manera habitual, por mucho que ayunemos.

Como digo, ayunar es solo el principio del camino, y tanto si eres de las personas que ayunas habitualmente y has elegido este libro para tratar de aprender algo nuevo como si eres de las personas que tras leerlo decides iniciarte estratégicamente en el ayuno intermitente adaptándolo a tu vida y tus horarios, entonces ya has dado un gran paso y tu salud sin duda te lo agradecerá.

Recuerda que, como todo, una acción aislada no conduce a ningún resultado que pueda perdurar o mantenerse en el tiempo, por lo que si deseas obtener todos los beneficios que puede aportarte este increíble protocolo, debes convertir el acto de ayunar en algo tan natural como tomar café por las mañanas. Al final, lo más sensato es que no quieras correr y empieces con algo tan sencillo como posponer el desayuno de la mañana unas horas. Poco a poco tu cuerpo hará lo propio y con el paso del tiempo, antes de que te des cuenta, estarás ayunando igual que millones de personas en todo el mundo.

Así que tal y como dije en los primeros capítulos de este libro, mi mensaje de despedida es el siguiente:

Seas quien seas, hagas lo que hagas, tengas la edad que tengas: **el ayuno puede ayudarte a mejorar tu calidad de vida**. No dejes que tus miedos sin fundamento basados en viejas directrices te alejen de poder experimentar una vida llena de energía sin preocupaciones por saber cuál va a ser tu próxima comida. Sé libre de experimentar por ti mismo/a y liberarte de tu dependencia por la comida. Sé libre de ofrecerle a tu aparato digestivo un descanso merecido después de tantos años realizando cuatro, cinco o más comidas al día. Deshazte de tus paradigmas y permite a tus genes recuperar un hábito que resultó inherente al ser humano a lo largo de toda nuestra historia. Descubre por ti mismo el poder de la autofagia y mantén alejada la enfermedad.

Y cuando lo hayas hecho, no dudes en escribirme por correo electrónico o por mensaje privado a través de mis redes sociales y contarme cómo te sientes. Estaré encantado de saber como el ayuno a ti también (igual que a mí) te ha cambiado la vida.

Gracias por haberme dado la oportunidad de haberte guiado en este camino. No olvides que tus comentarios y reseñas positivas en plataformas como

Amazon u otras similares son muy importantes para mí y me ayudan y ayudan a miles de personas en todo el mundo a darles a conocer el poder del ayuno.

Nos vemos muy pronto. :)

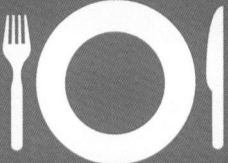

18. Referencias personales

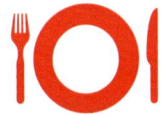

Postguía de la dieta cetogénica:

https://www.instagram.com/p/
CEe4EXgnhjw/?igshid=1oeyxx93lvkzh

Cómo explicar la pérdida de grasa en cetosis:

https://www.instagram.com/p/
CEha7iVHy7U/?igshid=1d540668w71yo

Ni el ayuno, ni la dieta cetogénica son una nueva moda:

https://www.instagram.com/p/
CEr3EaMnqNf/?igshid=7i6xeihun0s2

Estrés, ayuno y dieta cetogénica:

https://www.instagram.com/p/
CE15eLxn02B/?igshid=131r71szdpw4w

¿Cuándo tiene sentido una dieta cetogénica y por qué?

https://www.instagram.com/p/
CE_0diPH4nP/?igshid=fe5dia3z0t34

¿Qué interrumpe el ayuno?

https://www.instagram.com/p/
 CFT7W5nHzke/?igshid=1k9zhz6bn51pl

La importancia de la microbiota en la salud:

https://www.instagram.com/p/
 CFWe07iH0yG/?igshid=rdd35nimx6bq

Caldo de huesos y ayuno:

https://www.instagram.com/p/
 CFyofitHXY1/?igshid=182lcqkuu1tup

La importancia de la sal durante el ayuno:

https://www.instagram.com/p/
 CGCIltqnvdg/?igshid=1j7nn1m4c77jl

Fases del ayuno prolongado:

https://www.instagram.com/p/
 CGJ7cmlHR9v/?igshid=1xq8Oy6rdkm2n

Eritritol, ¿el edulcorante definitivo?

https://www.instagram.com/p/
 CGg9YWgnZoc/?igshid=1p077orbet9fe

El consumo de ácidos grasos omega 6 y su efecto en la inflamación:

https://www.instagram.com/p/CHAL0Syn2Yx/?igshid=s8bqqmn9a9i7

Conociendo al detalle las vías energéticas:

https://www.instagram.com/p/CHXOQx9nWJ5/?igshid=4xbufjg7sxni

¿La proteína daña el riñón?

https://www.instagram.com/p/CHzlW8SHhLP/?igshid=us08k2g38uym

Adaptaciones y respuestas fisiológicas del cortisol en nuestra salud:

https://www.instagram.com/p/CIFiSxZnX8h/?igshid=wmv42x4jjqqe

¿Por qué debería ayunar?

https://www.instagram.com/p/CIP3ialHlAp/?igshid=xxvpbollpdhs

Probióticos y sus beneficios para la salud:

https://www.instagram.com/p/CIXtAMan8ys/?igshid=hu4yjj2uaoac

Cronobiología y ritmos circadianos:

https://www.instagram.com/p/CIaTYcinGAo/?igshid=1c3drtjyr497y

Mi brebaje preferido antes de romper el ayuno:

https://www.instagram.com/p/CJIeEQUsIGx/?igshid=1px43p5wvsxby

9 hábitos imprescindibles para tu salud:

https://www.instagram.com/p/CJODPvas4cU/?igshid=4ugb48wht75d

Salud digestiva:

https://www.instagram.com/p/CJQVjBlM-S1/?igshid=137z4rnlcw0px

Peligros del exceso de ejercicio cardiovascular:

https://www.instagram.com/p/CJnd5kSMTKV/?igshid=eio7s7fje6ua

Estrategias para mejorar tu descanso nocturno:

https://www.instagram.com/p/CJxqIW3MXW4/?igshid=1mw4ukl1dra4y

Cetosis y ceto-adaptación:

https://www.instagram.com/p/CJ7-rRBM8Qz/?igshid=1l1fx4ivpq13m

La inflamación, el enemigo silente:

https://www.instagram.com/p/CKGdyxGsCnD/?igshid=1ryd9c7cqsrxq

Mitos del fitness femenino:

https://www.instagram.com/p/CKJE8cCMm_P/?igshid=iotkwj8jqwfy

Mitos frecuentes acerca del ejercicio físico en ayunas:

https://www.instagram.com/p/CKODbe-stiI/?igshid=1dx1d2u2ivbwt

¿Por qué deberías hacer una dieta cetogénica?

https://www.instagram.com/p/CKiouKcHKLE/?igshid=nx4tbiycohgm

Beneficios de la exposición al sol:

https://www.instagram.com/p/CKlJqwLH6UT/?igshid=12s91tjrq2m7s

Fasting Mimicking Diet:

https://www.instagram.com/p/CKqf5vtHwsd/?igshid=1j233sg55hdsf

Ayuno intermitente y estrés oxidativo:

https://www.instagram.com/p/CLLu2cSH6Wr/?igshid=1d3capmdk7b03

La verdad sobre el colesterol:

https://www.instagram.com/p/CLOiQV9nSsu/?igshid=1q7krfcjp41g1

La importancia de la vitamina D en la salud humana:

https://www.instagram.com/p/CMJlzaznK0G/?igshid=ck9dhvjitsfa

El papel de la lactosa en la salud:

https://www.instagram.com/p/CMWiU2MnTLp/?igshid=117rpg32asezp

Inflamación y enfermedades autoinmunes:

https://www.instagram.com/p/CMolkqOn2eS/?igshid=1d3cnu7k7fvp

Hábitos ancestrales:

https://www.instagram.com/p/CNMkYj_MBN3/?igshid=l2jjejkkarw0

Gripe keto:

https://www.instagram.com/p/CNWvIk1MnCA/?igshid=10oyhvj3ee4uc

Gluten, inflamación y enfermedades autoinmunes:

https://www.instagram.com/p/CN4MR1Gssgh/?igshid=5gvyk8hn68pm

Enfermedades autoinmunes al detalle:

https://www.instagram.com/p/COUjsTRMlAo/?igshid=8yjj5qb0yjw2

19. Estudios, referencias y fuentes bibliográficas

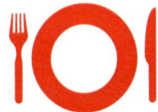

El 90-95 % de la gente que intenta perder peso a largo plazo con déficit calórico fracasa:

https://www.bmj.com/content/309/6955/655

Dos tercios de los que hacen dieta ganan más peso del que tenían al empezar:

https://pubmed.ncbi.nlm.nih.gov/17469900/

Restringir las calorías es fisiológicamente inadecuado para perder peso:

https://www.ncbi.nlm.nih.gov/pmc/articles/PMC1002573/pdf/westjmed00110-0071.pdf

Estudio que demuestra como según el tipo de alimentación un grupo de sujetos podría comer 300 calorías diarias más que el otro y aun así perder más grasa:

https://pubmed.ncbi.nlm.nih.gov/15533250/

Reducir calorías a base de limitar mucho las grasas ralentiza en mayor medida el metabolismo:

https://jamanetwork.com/article.aspx?articleid=1199154

La autofagia se inhibe por elevaciones de insulina:

http://m.jbc.org/content/284/45/31484.short

La autofagia se inhibe en presencia de aminoácidos:

https://www.ncbi.nlm.nih.gov/pmc/articles/PMC4580722/

El café amplifica la autofagia:

https://pubmed.ncbi.nlm.nih.gov/24769862/

Las epigalocatequinas del té verde verde estimulan la autofagia hepática:

https://pubmed.ncbi.nlm.nih.gov/24489859/

El jengibre promociona la autofagia:

https://pubmed.ncbi.nlm.nih.gov/19799425/

La cúrcuma induce la autofagia:

https://pubmed.ncbi.nlm.nih.gov/24048094/

La excesiva activación de los receptores de dulzor podría interferir con la autofagia:

https://www.ncbi.nlm.nih.gov/pmc/articles/PMC3820882/

La vitamina D induce la autofagia:

https://pubmed.ncbi.nlm.nih.gov/27430408/
https://www.ncbi.nlm.nih.gov/pmc/articles/PMC5358377/

La melatonina induce la autofagia:

https://pubmed.ncbi.nlm.nih.gov/22335252/

El ayuno intermitente retiene mucha más masa muscular que un enfoque tradicional de restricción calórica:

https://pubmed.ncbi.nlm.nih.gov/21410865/

Beneficios de la dieta que imita al ayuno (FMD) en distintas formas de vida:

https://www.cell.com/cell-metabolism/fulltext/S1550-4131(15)00224-7

Reducción de síntomas de enfermedades inflamatorias y autoinmunes con la Fasting Mimicking Diet:

https://pubmed.ncbi.nlm.nih.gov/28137612/

Fasting Mimicking Diet y esclerosis múltiple:

https://www.ncbi.nlm.nih.gov/pmc/articles/PMC4899145/

Efectos del ayuno en los niveles de diversas hormonas:

https://www.ncbi.nlm.nih.gov/pubmed/835366

Beneficios del ayuno: regeneración del sistema, mejora cognitiva, etc.:

https://www.ncbi.nlm.nih.gov/pubmed/26094889

La FMD y uno de sus beneficios contra el cáncer:

https://www.ncbi.nlm.nih.gov/pubmed/27411588

El ayuno y el cáncer, aplicaciones clínicas:

https://www.ncbi.nlm.nih.gov/pubmed/30327499

El ayuno como herramienta para provocar inanición en las células cancerígenas:

https://www.ncbi.nlm.nih.gov/pubmed/29875131

El ayuno y el cáncer de colon:

https://www.ncbi.nlm.nih.gov/pubmed/25909219

El ayuno aumenta la tolerancia a la radiación:

https://www.ncbi.nlm.nih.gov/pubmed/31271824

Ayuno, resistencia al estrés y cáncer:

https://www.ncbi.nlm.nih.gov/pubmed/29463451

El ayuno como complemento de la quimioterapia:

https://www.ncbi.nlm.nih.gov/pubmed/28459830
https://www.ncbi.nlm.nih.gov/pubmed/28216454

La FMD para prevenir y tratar enfermedades autoinmunes:

https://www.ncbi.nlm.nih.gov/pubmed/28137612

La FMD y su aplicación contra la diabetes tipo 1:

https://www.ncbi.nlm.nih.gov/pubmed/28235195

El ayuno frente a la esclerosis múltiple:

https://www.ncbi.nlm.nih.gov/pubmed/27239035
https://www.ncbi.nlm.nih.gov/pmc/articles/PMC4899145/

La mayoría de los estudios de ayuno en días alternos resumidos en revisiones recientes muestran beneficios en términos de reducciones de peso, grasa corporal, colesterol sérico total y triglicéridos, así como mejoras en la homeostasis de la glucosa:

https://revistamedica.com/beneficios-ayuno-intermitente/

Ayuno y ritmos circadianos afectando la calidad de vida:

https://www.ncbi.nlm.nih.gov/pubmed/27304506

El ayuno intermitente 18/6 presenta innumerables beneficios relacionados con el reloj circadiano y la autofagia:

https://www.mdpi.com/2072-6643/11/6/1234/htm

Efectos del ayuno intermitente sobre la salud, el envejecimiento y las enfermedades:

https://www.nejm.org/doi/full/10.1056/NEJMra1905136

Efectividad del ayuno intermitente y la alimentación con restricción de tiempo en comparación con la restricción de energía continua para bajar de peso:

https://www.ncbi.nlm.nih.gov/pmc/articles/PMC6836017/

Efectos del ayuno intermitente sobre el metabolismo de la glucosa y los lípidos:

https://www.cambridge.org/core/journals/proceedings-of-the-nutrition-society/article/effects-of-intermittent-fasting-on-glucose-and-lipid-metabolism/8803CC1517F53CEF2B-F8BFDC06A816D6

El ayuno induce la autofagia a nivel neuronal:

https://pubmed.ncbi.nlm.nih.gov/20534972/

Ayuno y sus efectos sobre la inflamación:

https://pubmed.ncbi.nlm.nih.gov/17374948/

El ayuno reduce los triglicéridos y mejora el perfil lipídico:

https://pubmed.ncbi.nlm.nih.gov/20300080/
https://pubmed.ncbi.nlm.nih.gov/20880415/
https://pubmed.ncbi.nlm.nih.gov/19793855/

El ayuno mejora la plasticidad neuronal:

https://pubmed.ncbi.nlm.nih.gov/12558961/

El ayuno reduce la resistencia a la insulina más que una restricción calórica tradicional:

https://onlinelibrary.wiley.com/doi/10.1002/oby.22564
https://www.ncbi.nlm.nih.gov/pmc/articles/PMC7542333/

El ayuno potencia el sistema inmunológico:

https://pubmed.ncbi.nlm.nih.gov/31927066/

El ayuno reduce el apetito:

https://pubmed.ncbi.nlm.nih.gov/31339000/

El ayuno incrementa los niveles de energía por el aumento de noradrenalina:

https://pubmed.ncbi.nlm.nih.gov/10837292/

Ayuno intermitente y salud cerebral:

https://www.ncbi.nlm.nih.gov/pmc/articles/PMC2622429/

El ayuno en contexto religioso y curativo:

Fuente original: «La antropología del ayuno», *Caminos para ir más allá*, Rupert Sheldrake.

Beneficios metabólicos del ayuno intermitente:

https://www.annualreviews.org/doi/abs/10.1146/annurev-nutr-071816-064634

El ayuno intermitente incrementa el metabolismo:

https://pubmed.ncbi.nlm.nih.gov/10837292/
https://www.ncbi.nlm.nih.gov/pmc/articles/PMC4209007/

Ayuno intermitente como estrategia para mantener masa muscular y perder grasa:

https://translational-medicine.biomedcentral.com/articles/10.1186/s12967-016-1044-0
https://academic.oup.com/ajcn/advance-article/doi/10.1093/ajcn/nqz126/5527779

Ayuno intermitente y su relación con el estado de ánimo, la depresión y el foco cognitivo:

https://pubmed.ncbi.nlm.nih.gov/24097021/
https://pubmed.ncbi.nlm.nih.gov/21781980/

Regulación hormonal de la utilización de la grasa:

Fuente: Guyton y Hall, *Tratado de Fisiología Médica*.

Efectos del ayuno prolongado en las células madre y el sistema inmune:

https://www.eurekalert.org/pub_releases/2014-06/uosc-fts060214.php

Ayuno prolongado y efectos en células madre intestinales:

https://www.cell.com/cell-stem-cell/fulltext/S1934-5909(18)30163-2?_returnURL=https %3A %2F %2Flinkinghub.elsevier.com %2Fretrieve %2Fpii %2FS1934590918301632 %3Fshowall %3Dtrue

Ayuno y autofagia neuronal profunda:

https://www.ncbi.nlm.nih.gov/pmc/articles/PMC3106288/

Ayuno en días alternos protege contra la inflamación y la fibrosis, disminuyendo el daño oxidativo:

https://pubmed.ncbi.nlm.nih.gov/19818847/

Ayuno intermitente y salud intestinal:

https://www.ncbi.nlm.nih.gov/pmc/articles/PMC5988561/

Ayuno y riesgo de enfermedad arterial coronaria:

https://www.ncbi.nlm.nih.gov/pmc/articles/PMC2572991/

Cambios en los niveles de la hormona de crecimiento durante el ayuno prolongado (48 horas):

https://pubmed.ncbi.nlm.nih.gov/1548337/

Autofagia y cáncer:

https://pubmed.ncbi.nlm.nih.gov/22166310/

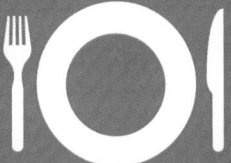

20. Información de contacto

Correo electrónico:
elite.fitness.andorra@gmail.com

Instagram:
elite_fitness_andorra